정신질환 당사자의 회복 지원을 위한 동료지원가 양성 학습매뉴얼 :

Developing Peer Workers
A Working to Recovery Learning Manual

정신질환 당사자의 회복 지원을 위한 동료지원가 양성 학습매뉴얼

Developing Peer Workers
A Working to Recovery Learning Manual

Ron Coleman, William Ellis & Karen Taylor 지음 | 제철웅 옮김

율곡출판사

동료지원활동가 양성

동료지원활동가 지도자(Peer Trainer) 매뉴얼

이 매뉴얼은 회복으로 가는 일(Working to Recovery)에서 개발한 "동료 활동가 양성" 과정을 제공하는 지도자를 대상으로 한다. 이 매뉴얼은 현장에서 동료지원활동가(peers)를 효과적으로 양성하는 데 필요한 도구와 지식을 제공한다. 또한 동료지원활동가 양성 과정에 담긴 개념과 활동들을 설명한다.

필수 사항

이번 주 동안 당신은 필수적인 장비를 갖추어야 한다. 아래의 목록이 당신이 갖추어야 할 목록으로, 양성과정 기간 중 활용할 수 있게 준비해야 한다.

1) 동료지원활동가 양성 워크북. 모든 참여자들을 위해 충분한 양이 준비되어야 하고, 분실하는 상황에 대비하여 여분도 마련하는 것이 좋다. 또한 당신이 사용할 이 매뉴얼도 필요할 것이다.

2) 과정에 참여한 사람들을 위한 작은 공책

3) 펜과 연필

4) 칠판에 표기할 도구

5) A자형 보드나 벽에 걸 수 있는 큰 패드

6) 참여자들을 위한 봉투

7) 블루택(Blue-tac)

8) 포스트잇

옮긴이의 글

입원치료가 필요할 정도의 정신질환은 일반적으로 극심한 스트레스 상황에서 발병할 수 있다. 응급상황이고 정신질환을 앓고 있는 당사자의 입원치료 동의를 받기 어려운 경우에는 비자의입원이 필요할 수도 있고, 집중관리가 필요할 경우에는 격리시설에서 관찰과 치료를 진행할 수도 있다. 그러나 자해, 타해의 현저한 위험이 완화된 이후에도 격리시설에 계속하여 수용하거나, 아예 정신병원 자체가 애초부터 폐쇄병동이라면 문제가 심각할 수 있다. 극심한 스트레스 상황에서 폐쇄병동에 있으면서 가족과 친지, 자신을 이해하는 친구와 옹호자를 만날 수 없는 사신을 상상해 보라. 아마도 무력감, 고립감, 나아가 모멸감을 더욱 심하게 느낄 수밖에 없을 것이다. 이곳을 빨리 벗어나야겠다는 일념으로 약물을 복용하겠지만 약물 복용의 경험 역시 진정한 자유의지에 의한 선택이라고 하기는 어려울 것이다. 결국 폐쇄병동에서의 입원 경험은 개인에게 트라우마로 작용할 수 있다. 바로 이런 이유 때문에 우리나라에서 정신질환을 앓고 있는 당사자를 폐쇄병동에 입원시키는 것은 유엔 고문방지 및 그 밖에 잔혹한, 비인도적 또는 굴욕적인 대우와 처우 금지에 관한 협약 위반이라는 주장이 나오기도 한다. 장애인권리협약 제14조를 평석하면서 장애인권리위원회가 비자의입원을 즉각 폐지하라고 주장하는 것도 바로 이런 맥락 때문이다. 이처럼 폐쇄병동에서 사실상 비자의적 약물 복용의 경험을 겪은 것이 "병원과 약물"의 트라우마로 남게 되어 퇴원 후 약 복용, 병원 치료에 대한 심리적 거부로 이어질 수 있다. 정신질환을 가진 극소수 일부 당사자에 의한 사건 사고의 진짜 주범은 폐쇄병동일 수 있다.

우리나라가 과거의 정신보건법을 2016년 정신건강증진 및 정신질환자 복지서비스 지원에 관한 법률로 개정한 것은 폐쇄병동에 비자의입원시키던 과거의 인격살인적 정신질환 치료 패러다임을 지역사회에서의 치료와 회복으로, 정신질환 당사자의 자기결정권을 존중하는 인권친화적 환경으로 개선해서, 종국적으로 전 국민의 정신건강을 증진하는 패러다임으로 변화시키기 위한 것이었다. 그 원칙이 바로 정신건강복지법 제2조에 고스란히 담겨져 있다. 이 원칙을 실행하기 위해서는 폐쇄병동을 즉각 폐쇄하고, 입원은 응급입원이나 그와 유사한 최단 기간으로 유지하고, 입원도 비자의가 아니라 자의입원 중심으로 하며, 정신질환 당사자가 자신의 고통과 희망, 욕구를 가족, 의료진에게 이야기할 수 있도록 지원하는 옹호 서비스를 사회서비스로 제공해야 한다. 그러나 여전히 정부당국자와 의료계는 전통적인 정신보건정책의 틀에 안주해 있다. 가령 퇴원 정신질환자의 동의 없이 지역 정신건강복지센터가 강제적으로 사례 관리를 하겠다거나, 비자의적 치료를 의미하는 외래치료명령 제도를 활성화하겠다거나, 정신질환자의 관리를 강화하겠다는 것이 단적인 예이다. 일부 의료진이 '정신질환을 치료하는 의사와 환자는 치료동맹을 맺고 있고, 거기에 가족이 참여하는 구조이기 때문에 제3자가 입원환자의 권익을 옹호한다면서 개입하는 것은 치료동맹을 깨뜨릴 수 있다' 고 주장하는 것도 같은 맥락이다. 입원치료가 필요할 정도의 정신질환은 당사자에게는 극심한 스트레스 상황이기 때문에, 오히려 그 시점에서 당사자의 편에 서서 그의 얘기를 듣고 위로하며 당사자 자신의 이야기를 가족, 친지, 의료진에게 얘기하도록 지원하는 것을 핵심으로 하는 옹호서비스가 필요하다. 이런 옹호서비스는 치료에 도움이 되었으면 되었지 방해되는 것은 아닐 것이다. 더구나 소위 "치료동맹" 이라는 것은 폐쇄정신병동에 입원한 환자에게는 전혀 적용될 수 없을 것이다. 그 자체가 인권침해 상황이기 때문이다.

정신질환을 앓고 있는 당사자들에게 진정으로 필요한 것은 자신을 이해해 주고, 자신의 이야기를 경청하면서 위축되어 있는 인간으로서의 존엄성에 대한 가치, 즉 자존감을 일깨워 줄 수 있는 사람이다. 이러한 역할을 가장 잘 할 수 있는 사람이 정신질환의 경험이 있고, 거기로부터의 회복과정을 걷고 있는 동료들이다. 어느 나라든지 당사자의 편에 선 옹호서비스를 제공한다. 예컨대 입원치료가 필요한 정신질환을 앓고 있는 성인을 정신병원에 비자의입원을 시킬 때 법원의 심판을 받도록 하는 나라, 가령 미국에서는 입원 대상자가 의사능력이 있는 상대에서 변호사의 지원을 거부하지 않는 한 변호사 선임이 필수적이다. 본인이 입원을 거부하는데 자해, 타해의 위험이 있을지 모른다는 의심이 있더라도 입원 대상자의 변호사는 본인의 희망을 무조건 옹호하는 것이 변호사 윤리에 부합한다고 한다. 환자를 입원시키려는 의사가 비자의입원의 요건이 모두 충족되었음을 입증해야 하는 셈이다. 이렇게 하면 본인의 입장에서는 옹호자가 생기는 셈이고, 의사의 입장에서는 환자를 보다 더 정밀하게 관찰하고 필요한 치료를 가장 효과적으로, 또 최단 기간에 할 수 있도록 노력하게 된다. 환자에게 유리하고, 의료의 발전을 가져올 수 있는 환경이 조성되는 셈이다. 예컨대 최근친, 가족, 또는 지역의 정신건강전문요원의 신청에 의해 정신의료기관의 장이 비자의입원을 결정하는 나라, 가령 영국의 경우 의료진으로부터 완전히 독립해 있는 옹호자가 입원 정신질환자의 이야기를 경청하고 그들의 권익을 옹호하기 위한 활동을 한다.

권익옹호의 핵심은 보호가 아니라, 당사자가 자기옹호를 할 수 있는 힘을 스스로 찾고, 그 길로 가도록 격려하고 동반자의 길을 같이 걸어가는 것이다. 그 여정은 험난한 길일 수 있다. 이런 험난한 여정을 걸어가기 위해서는 정신질환을 앓는 사람들에게 질환이 당신의 탓이 아니라 누구나 겪을 수 있는 일이며, 약을 평생 복용하지 않더라도(약을 복용해도 좋다는 전제에 서 있다!) 좋은 관계를 맺는 사람들과 같이 지내고, 지금 바로 당신의 꿈을 좇아가면 완전히 회복될 수 있다고 말하는 것, 그런 믿음이 있어야 한다. 그런 믿음을 갖고 얘기를 들려주는 사람이 있다면, 그의 말과 그의 역할은 정신질환을 앓고 있는 당사자에게 꿈과 희망을 갖고 질환 상태를 극복할 수 있도록 자극하는 동력이 될 수 있다.

이런 권익옹호서비스는 의료전문가에게도 도움이 된다. 정신질환을 겪는 당사자처럼 사회적 약자나 개인적으로 열악한 상황에 처한 개인에게 치료와 요양의 서비스를 제공하는 의료진이나 전문가는 따뜻한 마음을 가진 사람일 수 있고 또 그래야만 한다. 그러나 치료와 요양 서비스 공급자와 그 서비스 이용자가 대등한 관계에 있지 않으면 서비스 이용자는 무력감과 모멸감을 경험할 가능성이 높아질 수밖에 없다. 대등한 관계에 있을 때 서비스 제공 과정이 인권친화적이고 인간적이 될 수 있다. 이런 환경이 조성될 때 정신과 의사들은 환자들에게 더 인권친화적이고 인간적인 치료 환경을 조성해 주기 위해 노력하게 될 것이다. 치료에 깊은 관심을 가진 의사라면 환자의 신뢰를 더 얻도록 노력하지 않으면 안 된다고 느낄 것이기 때문이다. 어느 한 방향의 주장이 떠받들어지는 세상은 좋은 세상이 아니다. 발전이 없기 때문이다. 서로 대립되는 관점이 있고, 이들이 상호 경쟁해야만 서비스 이용자에게 좋은 환경이 조성될 수 있다.

역자는 이 글을 읽으면서 당사자의 입장에서 사고하고, 당사자의 자기옹호의 힘을 키우는 데 우리나라의 법률가, 의료진, 사회복지사가 과연 얼마나 노력하였을까를 자성해 보았다. 이 글은 당사자와 다른 당사자를 옹호하는 서비스에 참여할 수 있는 자세와 역량을 키우기 위한 교육프로그램이다. 이 프로그램의 지도원리는 "보호"가 아니라 "옹호"에 있음을 확인하기를 기대한다. 이 프로그램을 토대로 우리 실정에 맞는 당사자 옹호활동가 양성 프로그램이 다수 나오기를 기대한다. 이 번역은 필자가 연구책임자로 있는, 대한민국 교육부와 한국연구재단의 지원을 받는 한국사회과학연구(SSK) "의사결정능력 장애인의 사회통합 : 의사결정지원을 위한 인적, 물적, 제도적 기반의 형성" 연구단 사업(NRF-2016S1A3A2924706)으로 수행되었다. 또한 의사결정능력 장애인의 사회통합은 누군가 다른 사람이 해주는 것이 아니라, 당사자가 중심이 되거나 당사자 중심주의의 입장에서 전문가의 지원이 필요한 것이며, 나아가 사회의 다양한 이해관계인의 협력을 통해 비로소 가능하다는 믿음 하에 이 책을 번역하게 되었다. 이 책이 입원치료가 필요할 정도의 극심한 정신적 스트레스를 받고 있는 정신질환 당사자의 의사결정을 지원하기 위해 노력하는 당사자 단체, 재활시설, 사회복지사, 정신건강전문요원, 의료계 모두에게 시사점을 주었으면 하는 바램을 가져본다.

한국의 정신장애인 당사자를 위해 기꺼이 번역 출판을 허락해준 이 책의 저자 R. Coleman, W. Ellis, K. Taylor에게 깊은 감사를 드린다. 또한 영리를 고려하지 않고 이 책을 출판하게 해준 박기남 사장님 이하 율곡출판사 관계자 여러분에게도 진심으로 감사드린다. 끝으로 이 책의 초역을 맡아 준 이화여대 의과대학 학부생 김민서 학생과 가톨릭대학교 사회복지학과 대학원 석사과정 배진영 학생에게도 이 자리를 빌려 감사의 말씀을 드린다.

제철웅

차 례

시작하며

양성과정이 있는 기간의 주를 시작하면서 가능한 한 편안한 분위기를 조성하는 것이 당신의 역할이다. 대부분의 사람들이 이후 양성과정의 강도와 내용에 대해 불안해 할 것이라는 점을 기억해야 한다.

편안한 분위기를 만들기 위해서는 시작부터 동료지원활동가가 무엇이고, 무엇을 하는지에 대해 롤 모델 역할을 할 필요가 있다. 이것은 회복의 정신에 기반하는 것이다. 그러면 양성과정이 있는 주 내내 환경이 회복의 환경으로 발전하게 될 것이다. 이러한 회복 환경은 양성과정을 매우 효과적으로 만들어준다. 참여자들은 본인들의 이야기를 하는 것에 안전함을 느끼게 되고, 그것이 동시에 다른 이들의 안전도 보장해 준다. 당신은 양성과정 동안 참여집단에 이 점을 강조할 기회를 갖게 될 것이다.

1일차

시작하기에 앞서 양성과정에 참여한 사람들에게 자신을 소개하라. 이후 참여자들도 각자 스스로를 소개할 수 있도록 기회를 줄 것이다. 그러나 당신은 과정 지도자이기 때문에 회복적 상호작용의 롤 모델 역할을 하는 것만이 좋은 실무이다. 당신을 소개하는 데에는 몇 분 정도를 넘지 않아야 하겠지만 나머지 과정 참여자들과 마찬가지로 모든 것은 회복의 환경을 더욱 증진시키기 위한 기회로 간주되어야 한다.

이 과정에서 당신은 스스로와 참여자들에 대해 더 많은 것을 알게 될 것이다. 이 목적을 위해 당신의 소개는 앞으로 한 주 동안 당신이 걸어갈 여정을 시작하는 것이 된다.

다음은 당신을 소개할 때에 말할 수 있는 내용들이다.

1) 이곳까지 당신을 오게 한 경로

2) 스스로의 발전에 대한 몇 가지 예시

3) 이 주의 과정에 대한 당신의 기대와 두려움

4) 당신 삶의 역사와 경험

5) 이 양성과정을 신뢰하는 이유

당신을 알아가기 (1시간)

이제 당신을 소개하였으니, 이제 다른 사람들을 조금 알아 갈 시간이다. 이 부분을 정형화시킴으로써 집단 내에서의 활동에 대한 긴장감을 감소시키려고 하였다. 큰 집단 내에서는 몇몇 사람들은 불편함을 느끼기 쉽다. 이 활동을 정형화시킴으로써 당신은 사람들이 이야기를 나눌 시간과 내용을 알려주어야 한다. 모든 사람들이 짝을 짓도록 해서 당신이 나누어 준 '당신을 알아가기' 를 하도록 해야 한다.

과정 참여자들에게 양식 작성하는 방법을 설명하라.

예를 들어 '이 사람의 고향은 ~' 이라는 문장이 있으면, 그 문장을 채우는 사람은 '당신은 어디 출신인가요?' 라고 질문한 뒤 빈칸을 채워 넣는다.

이 활동은 인터뷰의 형식으로 하는데, 한 사람이 다른 사람의 특징들을 발견하고, 그것을 전체 그룹에게 공유하도록 한다. 이 활동은 집단의 크기에 따라 40분까지도 소요될 수 있다.

[최고의 팁]

이 매뉴얼을 통해 우리의 최고 목표를 달성하는 데 도움을 주는 최고의 팁들을 제공할 것이다. 사람들이 '당신을 알아가기' 활동지를 읽는 동안 당신은 모든 사람들의 이름과 그들이 앉은 자리를 기록해 두는 것이 좋다. 이렇게 하면 당신은 전체 참여자들을 빠르게 기억할 수 있게 된다. 이렇게 함으로써 당신은 사람들을 이름(first name)으로 부를 수 있는 첫 번째 사람이 되어야 한다. 이렇게 해서 집단 속에서의 연결성과 신뢰감이 형성될 수 있다. 모두의 이름을 빨리 알수록 좋다.

당신을 알아가기

당신이 모르는 사람과 5분간 이야기를 나누고 아래 빈칸을 채우세요.

여러분에게 __________(성명 full name)을(를) 소개하게 되어 기쁩니다.

__________(이름 first name)의 고향은 ______________입니다.

__________은(는) 현재 _____________에서 ___년째 살고 있습니다.

만약 __________이(가) 황량한 섬에 표류하게 된다면,

________________________을(를) 먹을 거라고 합니다.

__________이(가) 가장 좋아하는 영화는 __________________ 입니다.

만약 __________에게 여윳돈이 생긴나면, 그(그녀)가 구입할 사치스러운 물품은 __________________일 것이라고 합니다.

__________의 흥미로운 점은 ___________________________ 입니다.

__________은(는) ____

__________________ 때문에 동료지원활동가 양성과정을 원합니다.

우리 양성과정 활동에 대한 합의 (30분)

양성과정을 시작하기 전에, 우리는 활동 조건에 대해 합의할 필요가 있다. 이 합의는 두 가지 차원에서 의미가 있다. 첫째, 전체 그룹이 활동할 수 있는 최대치의 경계를 만들어 준다. 둘째, 다가올 양성과정에 대한 기대를 높이는 데에 활용될 수 있다. 예를 들어, 그 합의에 그룹 내에서는 솔직함을 바란다는 것을 표현할 수 있다. 사람들이 이 과정이 아닌 다른 교육과정에 참여할 때 솔직해지는 것이 참가자들이 설정한 전제조건이 아닐 수 있지만, 여기서는 솔직해지는 것을 합의에 포함시킬 수 있다. 전체 집단은 이 합의 내용에 책임감을 느껴야 한다. 이 목적을 위해 당신은 모두가 기여할 수 있도록 하는 역할을 해야 한다.

이 목적을 달성하기 위해 당신은 어떤 제안이 합의에 포함되는 것을 모두가 동의하였는지 전체 집단에게 확인해야 한다.

사람들이 각자가 원하는 합의 내용을 이야기할 때, 당신은 그것이 무엇을 의미하는지 사례를 들어 말해 줄 것을 요청해야 하고, 이후 그들의 제안을 A자형 보드에 기록해서 그 주 내내 게시될 수 있도록 해야 한다.

[최고의 팁]

참가 집단에 활동 합의 내용을 유지할 책임성을 부여하라. 예를 들어 시간 엄수가 목록에 있다면, 이를 지키지 않았을 때에 그 집단이 책임을 진다. 당신은 수석 교사 같은 역할을 하고 싶지 않다는 것, 합의 내용에 따라 활동하는 것이 모두의 책임이라는 것을 설명하라. 필요하면 내용을 수정할 수 있음을 설명하라.

우리의 활동에 대한 합의

다가올 주 동안 우리는 서로 긴밀하고 개방적으로 활동할 것이므로, 우리는 모두가 합의할 수 있는 몇 가지 지도적 원칙들을 마련해야 한다. 이 양성과정의 내용은 사람들에게 개방적으로 개인의 경험들을 논의할 수 있게 한다. 이 목적을 위해 우리 모두는 (자신을 공개하더라도) 안전하다고 느낄 수 있어야 한다.

합의는 책임성을 수반한다. 우리 모두는 이를 실천하고 유지할 책임을 갖고 있다. 이 합의를 만들어 갈 때 당신은 당신을 안전하도록 도와주는 것이 무엇인지를 고려해야 한다. 예를 들어 사생활과 비밀 보장을 재차 확인하는 것은 이런 활동 합의의 초석이 될 수 있다. 당신의 최종적 합의는 이 과정을 통해 모두가 볼 수 있게 전시할 것이다. 만약 수정이 필요하다고 느낀다면 우리는 집단으로서 그것을 수정할 수 있을 것이다.

다음 내용은 합의 내용으로 만들어질 수 있는 몇 가지 예시들이다.

1) **비밀 보장** : 이곳에서 한 말은 이곳 밖으로는 나가지 않는다.

2) **존중** : 한 사람이 말할 때에 다른 이는 말해서는 안 된다.

3) **시간 엄수** : 과정일정표와 시간을 지킨다.

4) **안전 유지** : 원치 않는 개인 정보는 밝히지 않는다.

5) **관용** : 다른 사람에 대해 함부로 가정하거나 판단하지 않는다.

6) **경청** : 공간을 평등하게 공유한다.

7) **초점에 집중** : 다른 주제로 새지 않고, 토론 중인 것에 집중한다.

8) **참여** : 자기 목소리로 이야기하고 토론에 참여한다.

우리의 활동에 대한 합의

우리의 활동 합의는 이 과정 내내 모든 사람들이 볼 수 있는 곳에 붙여 둘 것이다. 하지만 여러분도 이 책에 똑같은 내용을 써 두도록 해야 한다. 언제라도 합의 내용을 다시 참고하고 싶을 때가 있을 것이다. 그때 당신 가까이 두는 것이 필요할 것이다. 추후에 이 책을 다시 참고하게 될 것인데, 이 과정의 초기에 어떤 부분에 우선순위를 두었는지, 그들이 집단에 적응하기 위해 어떻게 변화했는지를 환기하는 것이 도움이 될 것이다.

우리의 활동에 대한 합의

1)

2)

3)

4)

5)

6)

나에게 보내는 편지

이제 우리는 서로의 이름을 알고 우리의 활동 합의를 결정하였다. 이제 양성과정을 시작할 시간이다.

회복은 자신에게서 시작되고, 그리고 이 과정은 동정보다는 공감할 수 있는 지원 활동가를 위해 설계되었기 때문에 그들이 누구인지를 기억하는 것에서 시작하는 방식으로 설계되었다. 이제 이것은 함께 일하는 사람들의 회복을 강화한다. 이 활동 동안 과정 참여자들은 무엇 때문에 여기에 왔는지를 언급하게 될 것이다. 이것은 자기발전 과정을 출발시키는 자기성찰의 한 부분이다.

[최고의 팁]

우리는 과정 참여자들이 이번 주 동안 달성할 수 있는 것에 대해 스스로 책임감을 갖도록 하는 것이 자신감을 촉진한다는 점을 안다.

그렇기 때문에 우리는 이 과정에서 작업하게 될 매뉴얼을 집단에게 큰 소리로 읽으라고 요청한다. 그저 누군가에게 읽어줄 것을 부탁하라. 그들이 충분히 읽었다고 느껴지면 다른 누군가가 이어서 읽을 것이다. 처음에는 큰 소리로 읽을 때 남들의 시선을 의식하는 몇몇 사람들이 있을 수도 있다. 그러나 시간이 지날수록 아주 간단한 일이 된다. 한 사람이 읽고 다음 사람이 읽을 때까지 긴 침묵이 있을 수 있고 그것이 이상하게 느껴질 수도 있다. 그러나 이것을 "교정"하려고 다른 사람에게 읽어줄 것을 요청하지 않음으로써, 당신은 회복의 모델을 보여주게 된다.

한 사람에게 워크북 읽기를 시작해 달라고 요청하라. 이번 주 동안 당신은 회복의 롤 모델이 되어야 하므로, 이 첫 번째 활동을 끝마치는 것은 당신의 책임이다.

A자형 보드에 당신이 뽑은 세 개의 나이를 쓴 후, 그 나이의 스스로에게 어떤 말을 하고 싶은지를 쓰라. 이제 과정 참여자들에게 5분의 시간을 주고 각자 자신의 것을 작성하도록 하라.

큰 집단은 4개의 작은 그룹으로 나누고 10분의 시간을 주고 자기 성찰의 이점이 무엇인지 생각해 보라고 설명하라.

[최고의 팁]

이번 주 동안 그룹들이 토의를 하면 당신은 그 그룹 토의에 함께 참여하는 것이 좋다. 이는 당신의 능력에 자신감을 불어넣어 줄 수 있으며, 또한 양성과정에 참여한 사람들에 대해 더 많이 알 기회를 가질 수 있다. 각 그룹을 옮겨가며 "우리는 어떤 것을 생각해냈나요?" 혹은 "어떻게 지내고 있나요?"와 같은 질문들을 던져라.

반면 당신이 들어간 그룹에 대해 책임을 지지 말라. 당신은 보다 도움이 되는 관찰자가 되어야 한다. 과정 참여자들은 이제 스스로에게 편지를 쓸 준비가 되었다.

이 활동에 대한 설명들은 유인물에 소개되어 있지만 당신이 이를 확장할 수도 있다. 모든 사람은 10분 내에 스스로에게 편지를 작성해야 한다. 편지는 제공된 봉투에 담아, 모두 각자의 이름을 봉투 위에 적도록 한다.

당신은 이제 편지들을 모으고 안전한 장소에 보관한다. 편지는 이 코스가 끝나는 시점에 각자에게 전달될 것이다.

이번 주의 양성과정을 마치면, 과정 참여자들은 그들에게 내재해 있는 스스로의 잠재력을 인식하게 될 것이다. 이 과정은 참여자들이 다른 누군가의 회복 여정을 더욱 촉진시킬 수 있도록 할 뿐만 아니라 근본적으로는 스스로의 회복을 발전시키고 진화시킬 수 있도록 구성되었다.

회복의 핵심, YOYO 원칙
You Own Your Own! 당신의 주인은 당신이다!

다음 순서의 활동, (이 활동은 당신 스스로에게도 해보길 바란다)

이제 당신은 희망을 가지고 다른 사람들과 나란히 걸을 수 있다. 때로는 뒤로 물러나 우리가 가진 강점들을 정직하게 돌아보는 것이 힘들 수도 있다. 이는 정신보건 영역에서의 동료지원 전문가와 다른 종사자들 사이의 차이점일 수도 있다. 우리는 항상 사람들의 강점과 잠재력을 인지하고 있다. 그것은 당신 자신으로부터 시작하는 것이다. 당신의 지속적인 성장의 일환으로 자신의 강점, 기대, 그리고 자기 존중감과 자신이 얼마나 많이 관련되어 있는지를 확인하고 인식하는 것이 도움이 된다.

상상해 보라. 당신 자신의 여정의 일환으로 당신이 과거로 시간 여행을 해서 어떤 통찰력 있는 지식을 줄 수 있다고 한다면, 15살의 당신에게 당신은 무엇을 말해 줄 것인가?

"당신과 같은 고생을 해보지 않은 사람의 조언을 받아들이지 말라." —*Sidney J. Harris*

조언을 해줄 것인가?

어떤 직책에 지원해 보라고 말할 것인가? 당신이 그렇게 하지 않은 것을 지금 후회하고 있는 어떤 것을?

두려워 말라고 이야기할 것인가?

자기 실력을 감추지 말라고 이야기할 것인가?

더 많은 위험들을 감수하라고 말할 것인가?

미래에 생길 위험을 가르쳐줄 것인가?

아마도 장기적으로는 모든 일이 잘 되어갈 것이라고 알려줄 것인가?

이 활동을 하면서 우리는 세 개의 나이대에 있음을 기억해야 할 것이다.

워크북에게 다음을 기록하라.

나이 __________

당신은 알아야 한다.

나이 __________

당신은 알아야 한다.

나이 __________

이제 반대로 상상해 보자.

만약 과거의 당신이 현재의 당신에게 이야기할 수 있다면, 당신은 어떤 말을 해줄 것인가. 당신은 과거를 여행하며 스스로에게 조언을 해줄 수 있다. 불행히도 불가능한 일이지만.

그러나 멋지지 않은가!

반면에 미래의 당신과 대화하는 것은 완벽하게 가능한 일이다!

어떻게? 당신이 물어보면 된다.

우리 자신의 계획을 발전시킬 시간을 가질 수 있다면, 우리는 두려움, 희망, 공포를 알게 할 시간을 가질 수 있다. 우리가 어떻게 느끼는지에 대해 스스로에게 알려준다는 일이 다소 무의미해 보일 수도 있지만, 회복의 과정 속에서 우리가 누구인지, 그리고 어떻게 그곳에 도달했는지를 모두 이해함으로써 우리는 성장하고 풍부해진다.

Lori Ashcroft는 그녀의 회복에 대한 설명과 함께 이를 매우 유창한 말로 정의 내렸다.

> "회복은 당신이 누군지를 기억하는 것이고, 당신이 되고자 했던 어떤 것이 되기 위해 당신의 강점을 활용하는 것입니다."

이 목적을 위해 우리가 활용할 수 있는 도구를 언급하기 이전에 먼저 전체 집단으로서 과거의 우리 목소리를 들을 수 있는 것에 어떤 이점이 있는지 논의해 보자.

집단별로 우리가 누구였고, 그리고 이것이 현재의 우리에게 어떤 영향을 미치는지에 대해 성찰하는 것의 이점을 토의하라. 내용은 워크북에 작성하길 바란다.

다음의 편지 사본을 유인물로 만들어 참여자들에게 배부하라.

나에게 보내는 편지

자아성찰을 통해 우리의 성장 잠재력을 보았고, 그것을 토의하였으니, 이제는 실천으로 옮길 시간이다.

우리가 사랑하는 사람으로부터 편지를 받는 것은 항상 근사한 일이다. 종이 아랫부분을 오려서 스스로에게 편지를 보내 보자. '회복으로 가는 일'의 우편 서비스는 이 과정이 끝나는 시점에 당신에게 이 편지를 다시 전달해 줄 것이다. 현재 어떤 기분을 느끼고 있는지 스스로에게 이야기해 보라. 이 순간 당신에게 어떤 일들이 일어나고 있나? 앞으로의 활동에 대해 당신이 두려워하는 것과 기대하는 것은 무엇인가? 장기적으로 이 과정이 당신에게 어떤 의미를 갖고 있나? 집에서 멀리 떨어진 곳에 있는 사랑받는 누군가에게 보내듯 편지를 써 보자.

__________에게

____

__________보냄

희망, 두려움, 기대

이 과정에 참여한 대부분의 사람들은 배움과 발견을 경험하였다고 한다. 이번 주가 끝나면 모든 사람들은 회복 환경 내에서 일하는 것이 무엇인지를 경험하게 될 것이다. 그리고 그들이 현장(직장)으로 돌아가 다시 만들기를 기대하는 것이 바로 이런 환경이다. 이 목적을 위해 이 과정 동안 일어나고 있다고 당신이 인식하는 변화들을 강조해야 한다. 예를 들어, 만약 누군가가 어떠한 이유로든 방에서 나가야 한다면 그 사람이 없을 때에 방의 분위기가 어떻게 변화하는지를 지적하는 것이 의미 있다. 회복적 환경이 진전됨에 따라 과정 참여자들은 어떻게 이러한 변화가 발생하였는지를 성찰할 수 있어야 할 것이다. 이 과정의 가장 주요한 측면 중 하나는 사람들의 강점을 인식하고, 스트레스와 힘든 상황을 어떻게 극복할 수 있을지를 인식하는 것이다. 그들이 자신의 편지를 읽을 때, 그들의 자신감이 얼마나 발전되었는지에 놀라게 될 것이다. 우리는 과정 참여자에게 자신의 강점을 인식하고 자신에 대해 자부심을 느끼는 방법을 기억할 수 있게 하는 많은 활동들과 그룹 활동을 포함시켰다. 이는 다가올 주에 대한 우리의 두려움, 희망, 기대를 지금 바라보는 이유이다.

또한 이 활동은 자명하다. 다음 페이지의 유인물을 보라.

집단을 짝을 짓도록 해서, 다가올 주에 대한 각자의 두려움, 희망, 기대를 논의하도록 하라.

10분 후에는 다시 큰 집단으로 되돌아와서 그들이 내린 결론을 읽도록 하라.

이때 나온 내용들을 A자형 보드에 기록하고, 이 내용을 일주일 내내 볼 수 있다고 설명하라.

희망, 두려움, 기대

동료지원 과정의 신나는 여정을 시작하기 전에 우리에게 어떠한 기대들이 있는지 살펴보고 생각해 보는 것도 중요하다. 우리는 어떤 여행이든 시작할 때 앞으로 갈 길에 대해 모두 희망과 걱정을 품게 된다. 그 두려움들이 이미 마음속에 들어왔는지, 아니면 위기로 느껴지지 않는지는 모르는 일이다. 동료지원활동가로서 우리의 강점과 타인의 강점을 인식하는 것은 우리 역할 중 떼어낼 수 없는 부분이다. 모든 참여자들은 파트너와 함께 다가올 주에 대한 희망, 두려움, 기대들로 어떤 것들이 있는지 10분 동안 토의해 보자. 우리들의 희망, 두려움, 기대는 워크북에 작성하여 코스가 진행되는 동안 다시 참고할 수 있도록 하자. 그 내용을 다시 큰 집단에서 깊이 논의하며, 더 나아가 우리가 함께하는 시간 동안 그 내용들과 마주치게 될 것인지에 대해서도 바라보도록 하자.

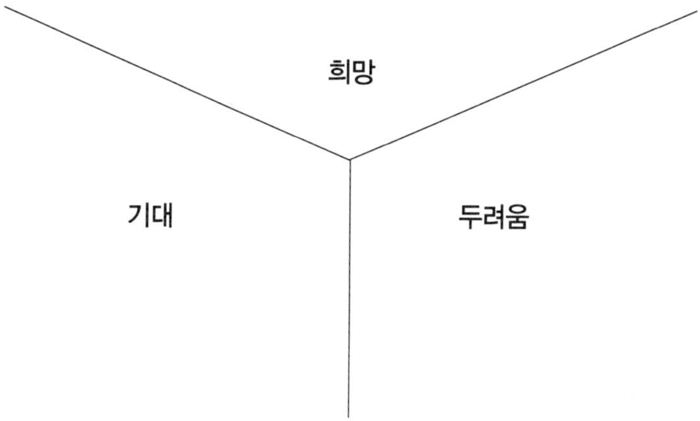

[최고의 팁]

집단의 희망, 두려움, 기대를 A자형 보드에 적을 때, 예를 들어 누군가는 함께 일하는 사람들을 더 잘 노와줄 수 있을 것이라고 기대한다고 말할 수 있다. 이때 당신은 이 과정이 자기 스스로에게 초점이 맞추어져 있다는 것을 설명해 줄 수 있다. 회복 지원자(recovery workers)들은 회복 정신의 롤 모델이 되어야 하기 때문에, 이를 위해 해야 할 일의 규격화된 목록들을 갖고 있지 않다. 이것은 회복 지원자가 회복 속에서 일한다는 것을 의미한다. 그러나 그들은 스스로를 연결짓는 방법을 배우고, 이것이 다른 사람과 자신을 연결짓도록 도울 것이다.

역할 소개

과정에서 이 부분은 동료지원활동가의 역할에 대한 배경지식을 제공한다. 회복으로 가는 일에서는 정신질환 진단을 받은 사람만이 반드시 동료지원가의 역할을 할 필요는 없다고 생각한다. 회복을 이해하는 것은 인간의 조건을 이해하는 것과 같다는 것이 우리의 견해이다. 동료지원은 전 세계적으로 시작되었으며, 일부 조직들에서는 진단에 근거하여 (정신질환 진단을 받은 사람만을) 동료지원가로 고용하려고 한다.

이 과정은 자기개발에 관한 것이고, 회복은 자기로부터 시작하기 때문에, 다른 누군가가 그들에게 부여한 진단을 그 역할의 근거로 삼는 것은 잘못된 것처럼 보이기도 한다. 이번 주 동안 사람들은 자신이 누구인지를 기억하기 시작할 것이고, 자기개발의 여정을 시작할 것이다. 몇몇 사람들은 점검해야 할 사적인 사건들이 있을 수 있다. 이처럼 이 과정은 다양한 수준에서 작동하며, 참여자들이 큰 장애물을 극복하여 희망을 다른 사람에게 확산시키게 한 때를 기억하게 될 것이다. 과정 참여자들은 자신이 힘든 시기를 겪어왔던 것처럼 같이 일할 사람들도 그럴 것임을 인식하기 시작할 것이다.

동료지원이란 무엇이고 어떻게 가능한가?

뉴질랜드의 마인드 앤 바디 컨설턴트(Mind and Body Consultants Ltd)의 경영 담당 이사 짐 버뎃(Jim Burdett)은 동료지원이 다음과 같은 방식으로 이루어진다고 설명한다.

"'동료지원(Peer Support)'은 공통된 경험을 기반으로 하는 동등하고 지지적인 관계를 말한다. 정신질환은 고립, 낙인, 수치와 같은 치명적인 감정들을 만들어낸다. 이러한 감정들을 없애는 하나의 방법은 그들이 혼자가 아니라는 사실, 회복한 유사한 경험을 가진 동료들이 있다는 사실을 알게 하는 것이다. 이러한 사실은 그들을 가치 있고 즐거운 삶들로 이끈다." 본질적으로 동료지원은 정신건강 문제를 가졌었고 현재는 회복된 사람들의 참여를 필요로 한다. 그리고 정신질환 문제를 가진 다른 사람들을 도와 그들의 삶을 다시 찾을 수 있도록 돕는 데에 그들의 회복 경험을 활용한다.

메타 서비스 법인(Meta Service Inc)이 운영하는 리커버리 에듀케이션 센터(Recovery Education Centre)는 동료지원이란 "고난과는 상관없이 모든 경험을 어떻게 받아들이고, 그 경험들을 활용해 회복을 원하는 다른 사람들을 위해 '살아 있는 희망'이라 불리는 어떤 것으로 전환시키는 방법을 알게 하는 여정" 이라고 설명한다.

이 훈련은 왜 필요한가?

'회복으로 가는 일' 에서는, 각자 본인의 경험에 대해서는 전문가라는 관점으로 항상 활동해 왔다. 동료지원활동가들은 회복 여정 속에서 다른 사람들과 나란히 걸으며 이러한 전문지식을 활용한다. 우리의 목적은 회복하는 방법을 사람들에게 보여주는 것이 아니다. 오히려 우리들이 그랬던 것처럼 그 사람들도 자신만의 여정을 걸어갈 수 있도록 지원하는 것이 우리의 목적이다.

회복은 더 이상 특별한 소수에게만 허용되는 "추가된" 어떤 것이어서는 안 된다. '회복으로 가는 일' 에서는, 회복이 모두에게 열려 있는 기본적인 권리가 되어야 한다고 생각한다. 동료지원 양성과정은 수년간 전 세계적으로 우리가 제공해 온 다양한 실천적 맥락들을 한 곳으로 모으는 역할을 한다. 우리는 회복, 환청, 자해에 대해 많은 교육과정을 제공해 왔다. 우리는 주요 조직들이 회복을 자신들의 핵심 정신으로 받아들이도록 지원하는 데 중요한 역할을 해 왔다. 우리는 동료지원 양성과정을 통해 이러한 실마리들을 통합하고, 회복의 실천으로 그들을 안내하고 있다. 이러한 점에서 5분간 그룹 토의를 갖는 것이 좋다. 회복과 동료 활동의 지도자로서 당신은 회복의 정신을 지속적으로 롤 모델링하게 된다. 당신은 항상 추후 진행되는 과정을 선행해야 한다. 이제는 회복 상호작용을 롤 모델링할 최적의 기회이다. 당신은 집단이 하는 말에 반영적으로 경청하고 개방형 질문으로 응답해야 한다. 이 주를 마칠 때 사람들이 그간 있었던 일을 되돌아 볼 때, 당신이 했던 활동을 언급하면서, 당신은 과정 내내 회복적 상호작용을 활용하였음을 상기시켜 줄 것이다. 그후 그들 또한 이를 기억하게 되고, 그들 스스로도 동일한 상호작용을 수행할 수 있다는 것을 깨닫게 될 것이다.

[최고의 팁]

회복 환경을 형성할 때 우리는 숨 쉬는 공간을 만들어야 한다. 지도자로서 당신은 그룹을 지속적으로 모니터링하면서 사람들이 불편함을 느끼는 신호를 찾아야 할 것이다. 몇몇 사람들이 어려움을 느끼고 있음을 당신이 감지하였다면, 당신은 잠시 멈추고 우리가 해왔던 것에 관해 토론을 하거나 시급한 문제가 있는지를 발견하는 것이 좋은 실천이다. 이 워크북의 일부에 사람들이 작업할 수 있는 부분이 있고, 그것이 당신이 만들 수 있는 공간이다.

동료지원이란 무엇인가? (3/4시간)

동료지원을 정의내리는 방법은 다양하다.

동료지원을 정의하기

다음 활동의 목적은 과정 참여자들이 생각하는 동료지원이 무엇인지를 알기 위함이다. 양성과정의 처음부터 이 주제가 의미하는 바에 대해 참여자들이 생각해 볼 수 있도록 하는 것은 매우 중요하다. 이 활동은 이러한 과정을 촉구하기 위해 마련되었다.

활동

이 활동을 시작하기에 앞서 모든 사람들은 포스트잇과 펜을 준비해야 한다. 각자 동료지원을 어떻게 정의할 것인지에 대해 3분간 생각해 보도록 하고 포스트잇에 그 내용을 쓰게 하라. 모두 생각한 정의를 쓰고 나면 전체 집단과 함께 각자의 정의를 공유하고 제공된 종이에 포스트잇을 부착하도록 하라. 당신은 촉진자로서 각자 작성한 내용의 차이점들뿐만 아니라 공통점도 고려하고 탐색해야 한다. 또한 이번 주 동안 동료지원에 대해 생각한 정의가 바뀌었다면 이를 변경하는 것도 가능하며, 이 역시 포스트잇에 작성하여 "동료지원이란 무엇인가 시트" 에 포스트잇을 부착해야 한다.

동료지원의 구성요소

이 활동의 목적은 동료지원 과정에 포함된 다양한 구성요소들을 탐색하기 위한 것이다.

활동

이 활동을 위해 사람들을 짝을 짓도록 해야 한다. 서로 알지 못하는 누군가와 함께 활동하는 것이 좋다. 각자 짝을 지은 후에, 그들은 각자 동료지원을 받았던 경험에 대해 이야기를 나누어야 한다. 감기, 다리 골절, 관계 단절, 누군가의 사망, 임신, 혹은 결별 등 어떤 내용이든 상관없다. 10분간 본인의 경험에 대해 이야기를 해야 하고, 상대방은 그들에게 동료지원의 주요 요소들이 무엇이었는지에 대해 작성해야 한다. 모든 참여자들은 동료지원의 주요 요소들에 대해 전체 그룹에서 피드백을 할 것이고, 이는 플립차트에 기록해야 한다. 구성요소들이 기록되면, 당신은 다음과 같은 질문들을 참여자들에게 던져야 한다.

정신보건에서 동료지원의 구성요소들은 어떤 것들이라고 생각하나요?

동료지원의 역사

공식적인 동료지원의 근거를 찾기 위해 과거를 돌아보면, 동료지원의 개념과 동료지원전문가들이 활용되었던 3개의 주요한 시기들이 있다. 첫 번째 시기는 필리프 피넬(Phillippe Pinel)과 연관이 있다. 피넬은 프랑스에서 1745년에 태어났다. 그는 약물에 대해 연구하였고, 그의 친구가 "불안우울장애" 치료를 받다가 자살한 사건 이후로 정신보건에 관심을 갖게 되었다.

그는 그 치료가 친구의 죽음에 직접적으로 영향을 미쳤다고 생각하였고, 치료 실무에 변화를 이루고자 하였으며, 정신건강 문제를 갖고 있는 사람들을 치료할 수 있는 방법을 모색하였다. 그는 파리의 비세터(Bicetre) 병원에서 장 밥티스 푸생(Jean Baptise Pussin)의 지도 하에 일자리를 얻었다. 푸생은 비폭력적이고 비약물적인 치료를 시행하였고, 이는 "도덕적 치료"로 알려지게 되었다. 피넬(Pinel)은 이러한 도덕적 치료를 더욱 발전시켜 출혈, 물속에 담그기(purging), 불 속에 두기(blistering)의 사용을 배제하였다. ; 대신에 환자와 밀접하게 접촉하고 관찰하는 데 초점을 두었다. 피넬은 정신건강 문제를 경험하고 있는 사람들을 가장 잘 이해하고 공감해 줄 수 있는 사람은 유사한 경험이 있는 사람이라고 생각하였다. 따라서 그는 정신장애 경험을 극복한 적이 있는 간호사들을 고용하였다. 이러한 동료 간호사들의 주요 역할은 의료적 치료를 받도록 지원하는 것이 아니라, 정신질환자의 경험을 이해하고, 그들을 지지하여 자신들의 문제를 헤쳐갈 수 있게 하는 것이었다.

두 번째 시기는 대공황 기간 동안의 세계적 정체성 상실에 의해 초래되었다. 1929년 10월에 시작하여 1930년대까지 지속된 대공황은 세계적인 경제침체를 불러일으켰다. 이는 미국에서 시작하여 빠르게 유럽과 세계 곳곳으로 전파되었고, 산업화된 국가에는 엄청난 충격을 주었다. 세계의 모든 도시들 중 특히 중공업을 기반으로 하던 도시들은 강타를 입었다. 실업과 노숙이 급증하였다.

정규직에서 근무하던 사람들은 하룻밤 사이에 본인의 상황이 바뀌었다는 것을 깨달았다. 정규직의 안정성은 파괴되었고, 또한 사슬 반응처럼 직업들이 사라짐으로써 그들이 할 수 있는 일자리가 더 이상 없었다.

일자리를 잃으며, 희망과 자기 목적 또한 사라졌다. 정규직 일자리는 일주일의 대부분을 맑은 정신으로 일하게 하는 것인데, 이런 목적적 역할이 갑작스럽게 상실된 것은 감당하기 힘든 짐이었다. 많은 사람들은 직장 동료들과 술을 마시며 위안을 찾았다. 갑작스러운 음주문화의 증가는 사람들의 목숨까지 앗아갔다. 그들은 직업을 잃었을 뿐만 아니라 중독과 혼돈의 삶을 얻게 되었다.

알코올중독을 가진 사람들은 주간에 이루어지는 치료를 받을 형편이 되지 않았고, 그들만의 사회적 · 인적 회복을 만들 수 있는 다른 수단들에 의존하였다. 이는 단주모임(A.A; Alcoholics Anonymous)을 통해 시작되었다. A.A는 1935년 5월 12일에 처음 만나게 된 두 명의 알코올 중독자들에 의해 시작되었다. 한 명은 뉴욕 월스트리트의 주식분석가인 빌 윌슨(Bill Wilson)이었고, 다른 한명은 오하이오(Ohio)의 애크런(Akron)에서 의학박사 및 외과전문의를 하던 밥 스미스(Bob Smith)였다. A.A 집단에서 전자는 "빌(Bill W.)"로, 후자는 "닥터 밥"으로 알려져 있다. 윌슨은 수년간 술에 취하지 않기 위해 노력을 했으며, 윌슨이 스미스를 만났을 때는 6개월간 술에 취하지 않았던 상태였다. 윌슨은 종교적인 방법을 동원하여 회복을 경험한 사람들로부터 의학적 개입이나 다른 치료적 수단들보다도 진실한 대화로 알코올중독을 치료할 수 있다는 저명한 정신의학자

칼 융(Dr. Carl G. Jung)의 견해를 배우기 시작했다. A.A는 현재 유명한 12단계 프로그램으로 고안되었고, 이는 인간 중심 계획의 첫 형태들 중 하나이다. 이제 중독 경험이 있는 사람들이 유사한 경험을 겪고 있는 사람들을 지지하고 곁에 같이 있는 조직이 존재하게 되었다. 12단계 프로그램을 수행할 때 당사자는 "지원자(sponsor)"를 배정받게 되고, 지원자는 그들 스스로 프로그램을 경험해 나가고 당사자의 옆에 서서 지원을 제공한다. 이는 동료지원의 기초의 일부이다.

세 번째는 현재의 회복 환경에서 찾을 수 있다.

지난 20여 년 동안 개인적 여정의 이야기들이 정신의료계의 전면에 등장하게 되었다. 이 사람들이 개인의 문제에 대한 해결책을 찾기 위해 정신과 의사들의 사례연구에 의존하기 전이었다. 정신과 의사들의 해결책은 결과적으로 사람들의 특수한 욕구에 맞추어지지 않은 치료를 하는 것이었다. 회복에 대한 더 많은 이야기들이 등장하면서, 모든 사람들의 여정은 특별하면서도, 희망, 신념, 이해라는 유사한 기반을 갖고 있다는 것이 더 명확해졌다. 의료적 모델의 문제점은 그 목적이 사람을 고치려고 하는 것에 있다는 점이다. 회복의 도래와 함께 사람들은 이제 각자의 계획을 세우고 그들만의 강점을 갖고 활동한다. 더욱 많은 사람들이 회복을 경험함에 따라 그들이 유사한 경험을 겪고 있는 사람들을 지원할 수 있다는 것이 확실해졌다. 그 결과 자조모임과 동료주도서비스가 형성되기에 이르렀다. 최근 동료주도서비스에 대한 많은 사례들이 있는데, 그 예로는 마인드(Mind), 바디 앤 소울(Body & Soul), 웰링크(Wellink), AMH's, 뉴질랜드의 라이트하우스(Lighthouse), 미국의 메타(META) 서비스가 있다. 모든 동료지원의 주요한 동력은 사람은 경험을 통한 전문가라는 사실이다.

비공식적, 공식적 동료지원 (1/4시간)

다른 사람의 지원을 구할 때 우리에게는 많은 길들이 열려 있다. 예를 들어 누군가의 조언을 구할 때 전문가가 우리의 특수한 욕구를 충족시키기 위한 최적의 사람이 아닐 수도 있다. 우리가 배우자와 다툼이 있을 때마다 인간관계 상담가를 찾아가는 것이 합리적인가? 우리가 객관적이고 우리의 영역 밖에 있는 사람을 필요로 할 때 전문가는 도움을 줄 수 있다. 그러나 우리의 많은 문제점들은 우리가 처해 있는 상황의 미묘한 분위기를 이해할 가까운 관계망의 사람들을 통해서 처리될 수 있다. 당신의 삶 속에는 비공식적인 동료지원의 역할을 해줄 많은 사람들이 있을 것이며, 결과적으로 당신도 다른 사람들의 비공식적 동료지원의 관계망 속 일부가 될 것이다.

비공식적 동료집단들은 사람들이 만남을 이루는 어느 곳에서나 볼 수 있다. 펍(Pub)에는 큰 집단의 일부를 구성하는 작은 동료집단들로 가득하다. 비공식적 동료들이란 대개 매일의 일상을 기반으로 동등하게 의사소통하는 사람들을 말한다. 비공식적 동료들은 의무적인 일이 아님에도 우리에게 안내와 지원을 제공할 수 있고 제공하는 사람들이며, 그들은 도움을 주고 있다는 사실조차도 알아차리지 못할 수도 있다.

활동

집단별로 당신은 공식적, 비공식적 동료들의 목록을 A자형 보드에 작성한다. 워크북을 활용하여 집단에서 나온 결론을 작성하라.

무엇이 비공식적 동료지원자를 만드는가?

무엇이 공식적 동료지원자를 만드는가?

이러한 집단들이 주는 장점은 무엇인가?

공식적 동료

당신이 이용하고 있는 서비스가 공식적인 동료지원자를 채택하는지 알고 싶은가?

만약 그렇다면 당신은 그 과정을 가능하게 도움을 줄 수 있는가?

공식적 동료들은 지침과 때로는 정책의 틀 속에서 작동한다. 그들의 활동은 목적을 가지고 있으며, 이것이 우리가 그들을 찾는 이유이다. 그들이 전문가로서 특정 영역에 참여하면 임금을 받게 된다. 예를 들어 뉴질랜드의 라이트하우스(Lighthouse)에는 심각한 정신증을 겪고 있다고 간주되는 사람들만 고용될 수 있다. 이것이 그들을 경험에 의한 전문가로 만든다. 목소리 들리는 사람들의 네트워크(hearing voices network)나 지역조합 같은 조직들도 여타 공식적 동료지원집단들일 수 있다. 이는 공식적, 비공식적 동료집단 간의 기본적인 차이점들 중 하나이다. 전자는 우리가 활용할 수 있는 특별한 전문성을 제공하고, 그 서비스에 대해서는 대가가 제공된다. 후자는 가까운 친구에서부터 어쩌다 펍에서 만나는 사람에 이르기까지 다양할 수 있다.

지금까지 우리는 짧은 시간 내에 많은 부분들을 다루었다. 다시 한 번 회복을 확인하고, 회복의 롤 모델이 될 완벽한 기회이다. 10분간 집단 토론을 가져라. 이 토론을 하는 동안 당신은 집단이 다루는 것을 요약하며, 회복 상호작용을 활용해야 한다. 이제 우리는 동료지원의 역사, 동료지원의 요소와 동료지원이 무엇인지에 대해 다루었다.

삶의 이야기

이제는 한 발 더 나아갈 때이다. 다음 활동은 우리가 가지고 있는 관계와 신뢰를 기반으로 우리가 어떻게 서로와 상호작용하는지를 강조하기 위해 구성되었고, 이는 우리가 어느 정도의 정보를 밝힐 것인지 결정할 것이다. 참여자들은 다른 모든 사람들이 그들에 대해 얼마나 많이 알게 되길 원하는지 각자의 결론에 다다르게 될 것이다.

이 활동의 목적은 두 가지이다.

첫째, 이 활동에서 모든 사람들은 그들의 인생사를 알고 있는 곳에서 동료지원 서비스를 이용하는 사람들에게 이 활동이 어떤 것이어야 하는지, 인생사는 사실 실제 발생한 것을 진실로 반영하는 것인지에 초점을 맞춘다. 둘째, 이 활동은 참여자들로 하여금 얼마나 그들의 삶을 서로 영향을 주지 않도록 구분해 왔고, 더 나아가 그렇게 한 이유는 무엇인지에 대해 생각하게끔 한다.

[최고의 팁]

이는 과정 참여자들의 회복 여정의 시작점이므로, 당신은 사람들이 타임라인(삶의 이야기를 도표로 표현하는 방법)을 최대한 작성할 수 있도록 충분한 시간을 주어야 한다. 참여자들이 이 활동을 완료하면, "나는 누구인가"에 대해 이야기할 최적의 시간이 된다. 다음 날 이 활동을 수행하라. 그들이 누구인지에 대해 내일 5분 정도 발표하게 될 것임을 간략히 설명하되, 우리는 해당 세션이 끝나기 전에 주제를 보다 더 자세하게 다룰 것이다.

무엇 때문에 이 자리에 오게 되었는가? (3/4시간)

동료지원 전문가가 되면 당신이 능숙하게 사용할 수 있는 회복 도구 중 하나는 어떤 사람의 인생사 또는 개인적 서사를 경청하고 이야기하게끔 한다. 모든 여정과 마찬가지로 당신의 동료지원 활동에 대한 여정도 시작되었다. 이는 우리가 탐구할 여행의 시작이다. 짝을 지어 각자가 생각하는, 이 과정에 참여하게 된 삶의 주요한 사건들을 토의하라. 당신은 타임라인에 그 사건의 시점을 표시해야 하고, 여정에서의 긍정적인 부분뿐만 아니라 부정적인 부분도 바라보기 바란다. 우리는 이 과정에서 우리 자신의 여정을 깊이 파고들며 질문들을 던질 것이다.

나는 누구인가?

참여자들이 워크북에 있는 아래와 같은 타임라인을 작성하도록 하라

My Timeline

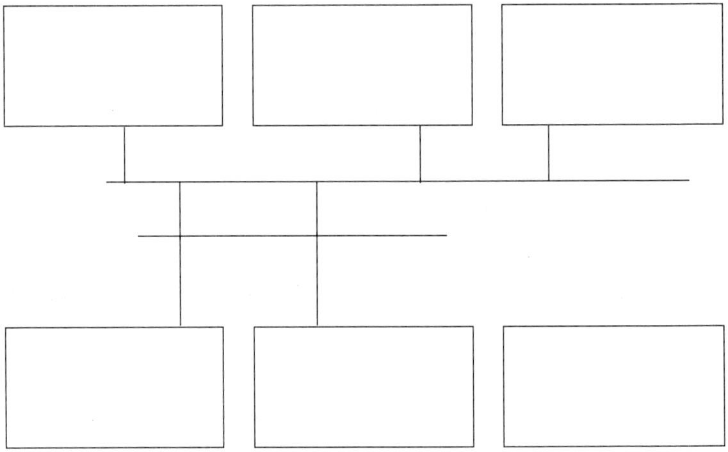

집단에서 그들의 이야기를 공유할 사람을 각자 정한 후, 그들의 삶에서의 중요한 시점들에 대해 토의하도록 하고, 각자 10분 동안 박스에 작성한 내용들을 읽도록 하라. 그들 삶에서의 이러한 사건들이 정말로 그들을 다른 길로 들어서게 하였는가? 이 사건들이 그

들에게 지속적인 영향을 준 가장 중요하고 의미 있는 사건들인가? 만약 그렇지 않다면, 그들 스스로에 대해 누군가에게 말하지 않는 이유를 생각해 볼 시간을 가질 수 있도록 하라.

그들에게 워크북의 다음 부분을 작성하는 것을 요청하라.

당신은 정신건강서비스를 이용하는 사람들이 개인 정보를 주지 않는다고 생각하는가? 만약 그렇다면 당신은 이것이 개인의 발전과 회복에 어떤 영향을 준다고 생각하는가?

그들의 답변에 대해 집단 토의를 하라.

[최고의 팁]

사람들이 큰 집단으로 돌아와 피드백을 제공할 때, 당신은 공개하기에 적절한 안전한 환경을 조성해야 한다. 모든 모바일 기기들을 끄게 하고, 어떤 이유에서든 자리를 떠야 한다면 그렇게 하기 전에 누구에게든 허락을 받도록 하라.

모든 사람이 방해받지 않는다는 것을 확신하기 전까지 피드백을 시작하지 말라.

회복과 로켓 과학

수년간 우리는 정신건강 분야의 강연자들과 발표자들이 회복의 단순성을 '아주 어려운 로켓 과학(Rocket Science)'과 비교하는 것을 들어왔다.

"로켓 과학처럼 지극히 어려운 일이 아니다."

즉, 로켓 과학과는 달리 이해하고 구현하기 쉬운 개념이나 실습임을 의미한다. 정신건강 실천과 사상은 1차적이고 과학적이며, 사실을 기반으로 하는 모든 형태의 실천들과는 비교할 수 없다는 것이 사실이다. 로켓 과학과는 달리 자신의 회복 여정 속에서 누군가를 지원하는 예술은 누군가와 일을 할 때마다 달라진다. 과학적 원리를 이용해 로켓을 하나 만들면 그 결과물을 여러 번 복제하여 활용할 수 있지만, 양극성 장애로 진단받은 한 개인이 그들에게 적용되는 몇 가지 계획들을 가지고 있다고 해서 그 계획이 다른 모든 사람들에게 적용될 수는 없다. 로켓 과학은 정교하고 기술적인 기반을 가지고 천 년 이상에 걸쳐 개발된 근원을 가지고 있지만, 반면 정신의학은 우리가 알고 있듯 아직 초창기에 머물러 있다. 우리는 그저 지난 세기에 진단, 약물, 정신분석, 정신역동, CBT, REBT, MBT 등의 개발을 지켜봤을 뿐이다. 비록 로켓 과학은 고도의 기술이면서 복잡한 방정식에 휩싸여 있을 수 있지만, 그것이 작동하는 특정 법칙들을 가지고 있다. 이는 정신의학과 다른 과학들 간의 근본적인 차이점이다. 정신의학은 이론 구성(constructs)에 기반을 두고 있는 반면, 물리학이나 전자공학과 같은 과학들은 관찰 가능한 진리에 뿌리를 두고 있다. 동료지원 전문가로서 능력을 최대한으로 발휘할 수 있는 기술들이 있지만, 당신은 항상 상대방에게 고유한 방식으로 누군가와 협력해야 한다. 당신은, 개인은 그들 경험에 대한 전문가라는 입장에서 항상 일해야 한다.

이를 위해 우리는 더 이상 진단이나 딱지붙이기 활동을 하지 않고, 오히려 그 개인과 함께 활동한다. 이는 우리의 상호작용의 모든 것에 내재되어 있다.

"당신은 실험을 통해 경험을 획득할 수 없다. 당신은 경험을 만들어낼 수 없다. 당신은 반드시 그것을 겪어야 한다."

— *Albert Camus*(1913 ~ 1960)

만약 이 과정이 1주일 과정으로 시행되고 있다면, 이제 우리는 마지막 1일차 마지막 단계에 도달했다.

이번 시간에는 토론되었던 내용을 집단과 함께 요약하고, 활동에 대한 합의가 지켜졌는지를 돌아보아야 한다. 그리고 이제 내일 진행될 "나는 누구인가"에 대한 발표가 어떻게 이루어질 것인지에 대해 세부적으로 설명해야 한다. 모든 사람이 5분간 스스로가 누구인지에 대해 보다 큰 집단에서 발표하게 될 것임을 설명하라.

그들이 누구인지는 그들이 일상에서 수행하는 역할이 아니다. 그들은 어머니인지, 형제인지, 또는 지원 활동가인지에 대해 명확하게 이야기해야 한다. 이 활동의 목적은 사람들이 스스로가 누구인지를 기억하게 하는 것이다. 발표할 순서를 메모하라. 둘째 날 당신은 두 가지 다른 방식으로 발표 시간을 할당할 것이다. 일정 단위의 시간을 이용해 모든 사람들이 각자의 발표를 할 수 있게 하거나, 사람들이 각자의 것을 할 준비가 되어 있는지를 해당 날짜에 물어보라.

2일차

전날에 있었던 일에 대한 이야기로 하루를 시작하는 것은 좋은 활동 습관이다. 다시 활동 규칙을 참조하여 어제 아침과 비교해 환경이 어떻게 변화했는지 논의한다.

오늘 사람들은 "나는 누구인가?"에 대해 발표할 것이다.

사람들이 발표할 때 방해받지 않도록 하고, 그 공간이 안전하다고 느끼게끔 해야 한다. 2일차에 이 발표는 교육생 수에 따라 총 1~2시간 정도 소요될 것이다.

이제 교육생들이 스스로의 회복 여정을 시작했으므로, 우리는 바람직한 습관을 위해 노력하기 시작할 것이다. 교육생들이 서비스를 이용하는 사람들을 '사람-우선 언어'[1]로 부르기보다 고객, 세입자, 환자, 그리고 서비스 이용자로 지칭해 왔을 가능성이 높다. 이제 당신은 사람들을 카테고리로 부르지 않도록 해야 한다. 당신이 말을 거는 모든 사람들이 당신이 말하는 것을 이해할 수 있도록 해야 한다.

[최고의 팁]

어떤 경우에도 지금까지 교육생들이 사용했던 용어나 언어를 언급하지 마라. 모든 회복과 마찬가지로, 당신의 역할은 교육생들에게 긍정적인 대안을 보여주는 것이지, 그들이 사람들을 어떻게 표현하는지를 고쳐주는 것이 아니다.

---

1. person-first language(장애인과 관련한 표현을 말할 때 '사람'을 먼저 언급하는 방식이다. 예를 들어 'disabled person'이라고 하기보다 'person with disability'라고 표현한다.)

회복의 언어 (1시간 포함)

동료활동 전문가로서 우리는 우리 자신의 여정 중 서로 다른 지점에서 낙인과 차별을 경험했을 수 있다. 따라서 모범을 보이는 것이 우리의 역할이다. 정신건강 분야의 동료활동 전문가로서 당신은 낙인과 차별이 누군가의 회복에 미칠 수 있는 영향을 이해할 것이다. 정신건강의 세계는 위압적일 수 있고 때로는 이해할 수 없는 임상 언어를 사용한다. 예를 들어 당신은 사람들이 진단명으로써 불리는 것을 들을 수 있을 것이다. 즉, 아무개는 "조현병" 이라거나, "그는 자해를 한다" 라고 하는 것이다.

아니면 ER과 스타트렉의 대본을 섞은 것처럼 들리는 과학적 언어와 마주치게 된다. "지역사회 정신과 간호사가 투여하는 할로페리돌이 올란자핀보다 더 효과적으로 작용하고 있지만, 지발성 안면마비 발병 가능성은 분열정동장애와 균형을 이룬다."

만약 당신이 알파벳 Z, Y, X, Q를 찾고 있고 그것들이 영어에서 어떻게 쓰이는지 알고 싶다면, 정신의학을 보면 된다. 우리가 진단명이 아니라 사람과 함께 일할 때에 회복이 이러한 의학 언어를 간단하게 만든다. 우리는 상호적이고 인격적으로 소통하며, 따라서 우리가 사용하는 언어가 우리의 근본적인 정신을 나타낸다. 동료활동 전문가로서 당신은 사람들이 할 수 없는 것에 집중하기보다 그들의 강점으로부터 작업할 것이다. 우리는 자연스럽고 사람들의 경험에 맞는 사람-우선 언어를 사용한다.

"주제를 이해하라. 그러면 할 말이 떠오를 것이다."

— 대 카토(234 BC ~ 149 BC)

강력한 회복 언어

그룹에서 아래의 관리상황을 묘사하는 언어를 읽도록 해야 한다. 워크북에 있는 공간을 사용하여 이것들을 강력한 회복 언어로 바꾸어라.

1) 피터는 조현병 환자이다.
2) 수잔은 편집장애 환자이다.
3) 조안은 약물치료를 따르지 않는다.
4) 존은 망상에 사로잡혀 있고 그와 대화하는 것은 아무 의미가 없다.
5) 그는 항상 자살 충동을 느낀다.
6) 폴은 매번 병원으로 돌아온다.
7) 조앤은 자기가 〈더 엑스 팩터〉에서 우승할 수 있다고 생각한다.
8) 짐에게 담배가 남아 있지 않을 때 그를 조심하라. 그는 교활해진다.
9) 제인은 자신의 상태를 두고 끊임없이 의사를 귀찮게 하고 있다.

10) 헨리는 환청으로 고통받는다.

11) 패트리샤는 자신의 병에 대해 잘 모른다.

12) 프레드의 자해는 그저 관심을 갈구하는 아우성일 뿐이다.

13) 로스의 약이 그를 게으르게 만든다.

14) 스튜어트는 새로운 사람들과 이야기할 수 없다.

15) 그는 예산을 짜야 한다. 그렇지 않으면 그냥 써버린다.

16) 빅토리아는 크리스마스에 항상 우울해진다.

17) 애나벨은 직업을 가진 적이 없다.

18) 스티븐이 마약중독자이기 때문에 그의 의사는 더 이상 발륨을 처방하지 않을 것이다.

19) 빈스는 사람들 앞에서 환청을 듣고 말을 걸어서 관심을 끈다.

"전문성을 가지려는 노력은 계속해야 하지만, 전문가처럼 생각하지는 마라." — 데니스 웨이틀리

존중하는 상호작용 (1시간 30분)

동료지원활동 전문가로 일할 때, 존중과 상호관계가 직장 및 개인 생활에서 우리의 인간관계에 미칠 수 있는 영향을 이해하는 것이 매우 중요하다. 사람들이 정신건강 문제를 진단받았을 때 스태프들은 그 사람의 모든 반응을 그 사람의 경험보다는 진단과 연결짓기 쉽다. 예를 들어 누군가가 눈물을 흘리거나 어떤 상황에 대해 화를 낼 때, 그 분노가 그들이 처한 상황에 대한 반응이라기보다 질환 증상의 일부로 보일 수 있다. 사람들을 진단명을 통해 보게 되면 스태프들이 "치료해주기" 증후군을 극복하는 것이 어려울 수 있다. 우리가 상호적이고 존중하는 방식으로 일할 때, 우리는 그 사람들이 스스로를 표현할 수 있는 회복탄력성과 강점을 존중하고 인정한다. 누군가를 관리의 시각에서 보기보다는 자신을 표현하는 시간 동안 전적으로 그들과 함께 함으로써 우리는 그들의 회복 여정을 더욱 향상시킬 수 있다. 이것이 동료지원활동 전문가들이 세심하게 발전시켜야 하는 기술이다. 이는 연습과 많은 피드백을 통해 달성된다. 상호적으로 작업하는 것은 우리가 같이 작업하는 사람과 함께 공동학습자로서 성장하고 발전할 수 있게 해준다. 많은 사람들이 정신건강 서비스 분야에서 누군가를 지원하는 것은 우리의 전문지식을 활용하는 방법이라는 것을 배웠다. 그러나 회복을 하면서, 그리고 동료지원활동 전문가로 일하면서, 그 사람 본인이 자기 경험에 대한 전문가라는 것을 알게 될 것이다. 도움을 받는 사람들은 마치 "능력이 부족한 사람"으로 보일 수 있다. 우리 대부분은 우리에게 유익하고 우리 자신의 여정에서 도움을 준 전문가로 여겨지는 전문직업인으로부터 지원과 도움을 받아 왔다. 지역 보건의, 치료사, 사회복지사 등은 전문지식으로부터의 전문가다! 경험으로부터의 전문가가 아니다. 우리는 또한 전문직업인들로부터 도움을 받았지만 전혀 도움이 되지 않았던 적이 있을 것이다. 전문적 관계는 그것이 회복에 기반을 둘 때 유익할 수 있다. 즉, 우리가 존중받고 경청되며 우리의 요구가 고려되는 것이다. 양측 모두가 전문성을 가진다는 인식이 있을 때 그 관계를 더 효과적이게 할 수 있다. 동료지원활동 전문가로서 당신은 모든 사람이 자기 자신에 대해 가능한 최고의 지식을 가진다는 것을 이해할 것이다. 이는 결과적으로 그들이 자기에게 주어지는 서비스를 직접 지휘하는 것으로 이어진다. 모든 사람은 서비스를 이용하는지 여부와 상관없이 존중과 존엄성으로 대우받는다. 우리가 협력적인 방식으로 일할 때, 우리는 우리가 지원하는 사람보다 "더 나은" 사람이 아니라는 것을 이해한다. 우리는 그들로부터 배우고 성장하는 것에 열려 있다. 동료지원활동가로서 당신은 자기 자신의 여정을 지휘하는 사람들 곁에서 일할 것이다. 그들이 무엇이 자신에게 최선이며 자신이 어디를 향하고 싶은지를 알기 때문이다.

우리는 바람직한 회복 습관으로부터 작업하는 과정을 시작했다. 이제 우리는 그것을 시험해 볼 것이다. 다음의 활동은 우리가 매일 할 활동이다. 일부 교육생들은 역할극 활동을 어색해 한다. 이것이 우리가 그 활동을 여기에 맞추어 바꾼 이유이다. 다시 한 번 당신이 모범을 보여주고 처음부터 이끌어 주어야 한다. 그룹이 활동을 해보기 전에 10분 동안 직접 역할극을 보여주어라.

활동 (1시간)

3인 1조로 짧은 역할극을 읽는다. 당신이 인생에서 어떤 도전에 직면했던 때에 초점을 두고, 존중하며 품위 있는 상호작용을 시도해 보라. 한 사람이 동료지원활동 전문가 역할을 하고 다른 사람들은 그 상호작용을 관찰한 바에 대해 구체적인 메모를 할 것이다. 모두가 돌아가며 각 역할을 해볼 것이다. 관찰자는 쭉 중립을 유지해야 한다. 이것이 누군가가 처음으로 다른 사람을 지원하는 위치에 놓인 순간일 수도 있다는 사실을 기억하라. 이러한 이유에서 우리의 전반적인 목표는 교육생의 장점을 강조하는 것이다. 이는 중요한 발판이다. 동료지원활동 전문가로서 당신은 사람들의 강점과 재능을 활동 실습 전반에 걸쳐 널리 인정함으로써 그들의 자존감을 세우는 기술을 활용할 것이다. 당신 또한 본인의 강점을 정기적이고 광범위하게 되새기며 연습하는 것도 중요하다.

Scene 1

당신은 6개월 이상 동료지원활동 서비스를 받고 있다. 수요일 아침이고, 예정대로 담당자가 집으로 방문할 것이다. 당신이 힘든 상황에 직면했고, 동료지원 서비스를 이용했을 만한 때를 생각해 보라. 예를 들어 실직했거나 이별했을 수 있다. 담당자에게 무슨 일이 있었는지 설명하여라.

회복을 위한 환경 만들기에 대해 더 배우면 우리는 모두에게 어떤 일이 일어나고 있는지 돌이켜보는 시간을 가져야 한다. 이제 역할극 활동 동안 모두가 어떻게 상호작용했는지에 대해 피드백을 받을 시간이다. 모든 사람은 그룹의 다른 사람에 대한 피드백을 작성해야 한다. 피드백을 하는 동안 당신의 역할은 이루어지고 있는 모든 회복 실습을 짚어주는 것이다. 또한 동료지원 활동을 하는 사람이 성취감을 느낄 수 있는 방향으로 피드백을 이끌 수도 있다. 그룹은 이 활동을 다시 할 것이다. 사람들이 상황을 바로잡으려고 끼어들지 않고 앉아서 상대방의 말을 경청할 수 있었던 지점을 강조하라.

내면의 치유

교육과정 중 이 부분의 목표는 회복 도우미로서 우리가 "사람들을 회복" 시키지 않는다는 것을 다시 한 번 강조하는 것이다. 교육생들이 이에 대해 해방감을 느낀다는 것을 알게 되었다는 점에서 이는 본 교육과정에서 상당히 계몽적인 부분일 수 있다. 트레이너로서 당신은 주 내내 이 부분을 다시 참조할 수 있을 것이다. 누군가 그룹의 다른 사람을 위해 문제를 해결하려고 할 때마다 당신은 그들이 자기 자신의 이유로 문제를 고치려 한다는 것을 그들에게 상기시킬 수 있다.

우리가 사람들을 "고쳐주려고" 뛰어들면 우리는 그들이 성장하고 발전할 기회를 빼앗는 것이다. 언제든지 조언해 줄 준비가 되어 있는 것은 그들을 집어삼켜 온 관리 모델을 강화할 수 있다. 우리 자신의 삶과 마찬가지로, 자신의 실수로부터 배우는 것이 더 유익할 수 있다. 이를 통해 사람들은 그들 자신의 대처 방식을 찾을 것이다. 사람들은 자기만의 해결책을 찾고 자신의 여정에서 스스로의 길을 세울 필요가 있다. 이를 위해 동료지원활동 전문가가 된다는 것은 처음부터 어떤 상황을 "교정" 하기 위해 뛰어들지 않는다는 것을 의미한다. 우리는 우리에게 효과가 있었을 수 있는 조언을 즉각

적으로 하지 않는다. 우리는 그들과 편안하게, 그리고 안전한 환경에 앉아서 그들이 스스로 자신의 해결책을 찾아갈 수 있도록 지원한다. 이것은 자존감을 심어준다. 이는 심지어 누군가가 처음으로 자신이 잠재력이 있으며, 자신이 얼마나 창의적이었는지 보여주었다고 느낀 때일 수도 있다. 누군가 자기 자신의 해결책을 풀어나가려 노력하는 동안 완전히 거기 있어 주고 그들이 성공할 것이라는 믿음을 구축하도록 돕는 것이 동료지원활동 전문가의 역할이다. 우리는 그 사람에 대한 우리의 믿음을 강화시키는 상호작용을 통해 이를 해낸다. 아래는 일부 회복 중심 상호작용의 목록이다. 이것들이 이 교육과정 내내 우리가 어떻게 협력적으로 상호작용할지에 대한 기반을 형성할 것이다.

강점으로부터 작업하기 (1시간)

이 부분의 근본적인 주제는 새로운 것이 아닐 것이다. 하지만 그 차이는 그 사람에 대한 계획을 세우기보다 그의 강점이 무엇인지 말하는 데 있다. 하루 종일 당신은 사람들의 강점을 인정해 주었을 것이고 교육생들은 이를 알아차렸을 것이다. 교육생들이 처음 연습할 때는 어색해 하겠지만 한 주가 끝나갈 때쯤엔 제2의 본성처럼 익숙해질 것이다. 이 부분의 목적은 교육생들이 진단명에 집중하는 것에서 벗어나 사람과 함께 작업하기 시작하도록 하는 것이다. 동료지원활동 전문가로서 이것이 제2의 본성처럼 될 것이다. 강점을 검증하며 우리는 그 사람이 성장하고 배울 수 있는 잠재력을 재차 확인하게 된다. 우리가 회복 여정을 시작할 때, 우리는 모두 헤쳐나갈 힘이 필요하다. 때때로 우리는 다른 사람들로부터 이러한 힘을 받을 수 있다. 우리는 어쩌면 무력감을 느끼는 데 익숙해졌을 것이고, 다른 때에는 나무를 보느라 숲을 보지 못한다. 이것이 사람들의 강점을 강조하는 것이 중요한 이유인데, 이는 고무적일 뿐만 아니라 사기를 올려주고 우리 스스로가 누구인지 기억하도록 도와준다. 우리가 누군가의 강점을 알아보면 이어서 그들은 그 안에 있는 힘을 인식하는 법을 배울 수 있다. 아래는 장점을 확인하는 첫 번째 활동이다. 우리는 이번 주에 이 활동을 여러 번 다시 해볼 것이다. 시나리오를 그 사람의 장점을 인정하는 문장으로 바꾸어라. 워크북의 이 섹션을 작성하여라.

1) 존은 주치의(고문의사)에게 동의하지 않기 때문에 약물 복용을 거부하고 있다.
2) 피터는 네 번째로 위기관리 서비스[2]를 신청하였다.

3) 쉴라는 자기에게 고통을 야기할 수 있을 때조차 가족을 우선시한다.

4) 브랜든은 한 직장에 머무르는 데 어려움을 겪고 있다. 지난 해 그는 판매원, 관리인, 그리고 자동차 정비공이었다.

5) 윌리엄은 한 달 예산 전체를 탕진할 수 있다. 이로 인해 그는 이따금 집에서 멀리 떨어진 곳에 버스비도 없이 있기도 했다.

6) 수잔은 최근에 병이 재발하여 병원에 재입원했다.

의사소통 연습

이제 의사소통 기술을 연습하는 중이므로, 잘못된 의사소통이 어떤 것인지를 교육생들에게 강조해 주어야 한다. 포스트잇에 유명한 인물들의 이름을 쓴다. 방을 돌아다니며 모든 사람의 등에 포스트잇을 하나씩 붙인다. 아무도 누군가에게 그가 누구인지 말해 주지 않는다. 이제 그룹을 2인 1조로 나누고 예 또는 아니오로만 답할 수 있는 질문을 사용해 자신이 누구인지 알아내게 한다.

이 활동은 20분 정도 소요된다. 목표는 함께 작업하는 사람에

2. 위기관리 서비스(crisis service)는 우리나라에는 응급입원밖에 없지만, 선진국에는 응급입원 이외에도 다양한 서비스가 있다(역자 주).

게 폐쇄형 질문을 하면 그가 자신이 누구인지 잊을 수 있다는 것을 교육생들에게 보여주는 것이다. 우리가 개방형 질문을 할 때 사람들은 자신이 누구인지 기억하고 그로부터 자신감을 형성하기 시작할 수 있다.

[최고의 팁]

누군가 자신이 누구인지 빠르게 알아내면 그룹 전체에 알려야 한다. 강점을 인식하는 것이란 무엇이고 그것이 연습을 통해 얼마나 쉬워질 수 있는지를 직접 보여주게 될 것이다.

존중하며 의사소통하기

어떤 관계는 진부해질 수 있고 우리는 누군가의 반응이 어떨지 거의 예측할 수 있다. 이는 결코 회복에 도움이 되지 않는다. 사람들이 자신만의 해결책을 찾을 수 있을 때 그들은 자기에게 자가 치유 능력이 있다는 것을 깨닫기 시작할 수 있다. 때때로 우리는 자동조타장치처럼 활동하기도 한다. 우리의 상호작용은 식상하고 이미 다룬 주제를 반복하는 경향을 띠게 될 수 있다. 동료지원활동 전문가들은 대화를 지배하지 않는다. 이에 반해 사람들은 다른 사람이 조언을 해주고 "올바른" 일을 말해 주는 데에 익숙할 것이다. 우리는 그 사람의 말을 듣고, 그가 자신만의 해결책을 발견할 수 있는 환경을 만든다. 때때로 우리는 자신이 누구이고 무엇이 필요한지를 우리에게 말하도록 돕는 방식으로 의사소통할 수 있다. 너무 고압적인 자세는 이를 망치고 그 사람이 성장하도록 돕는 데 실패하게 한다. 또한 우리가 고압적으로 행동하면 누군가 마음을 열기 어려워할 위험도 있다. 교육생들이 워크북에서 다음과 같이 폐쇄형 질문/개방형 질문을 살펴보는 부분을 펼치도록 한다. 그 사람이 자신만의 해결책을 찾는 데 도움이 될 개방형 질문을 사용하여 빈칸을 채우도록 한다.

폐쇄형 질문의 대안	개방형 질문
마음이 괴로운가요?	기분이 어때요?
여기를 벗어나고 싶으세요?	이게 어떻게 달라졌으면 좋겠어요?
위기에 처해 있나요?	지금 어떤 일들이 벌어지고 있나요?
본인한테 문제가 있나요?	무슨 일이 있었는지 저한테 얘기해 줄 수 있나요?
나중에 다시 올 건가요?	
약은 먹었어요?	
상담자는 만나봤어요?	

경청의 기술

동료지원활동 전문가로서 우리의 의사소통 기술을 지속적으로 개발하는 것이 중요하다. 그중 하나는 반영적 경청을 세심하게 사용하는 것이다. "개방형" 질문과 마찬가지로 이 기술은 숙달하기 어려울 수 있지만 그 효용은 10배로 돌아온다. "동료 대화" 에서의 기술은 어떤 도구도 과도하게 사용하지 않는다는 것이다. 반영적 경청 기술을 지나치게 사용하는 것은 그 사람이 당신이 어떤 목적이 있고 자신에 대해서는 신경쓰지 않는다고 느낄 것이기 때문에 좋지 않다. 누군가와 의사소통하는 동안 우리는 그저 들은 것을 분명히 하기 위해 그들에게 확인할 수 있다. 이는 두 가지 측면에서 생산적이다. 우리가 듣고 있다는 것을 그 사람에게 알려준다. 또한 우리가 잘못 알아들었거나 그들이 하는 말을 오해했을 수 있다. 때문에 이러한 방식은 우리를 올바른 방향으로 이끌고 우리가 그들을 완전히 이해한다는 것을 그 사람이 알게 한다. 반영적 경청은 대화의 속도를 설정하는 데 도움이 된다. 만약 이야기가 옆길로 새기 시작하는 것 같으면 속도를 조금 늦추고 지금의 주제에 다시 집중할 수 있다. 반영적 경청의 기저에 있는 가장 중요한 점은 그 사람이 자신이 우리에게 말하고 있는 것에 대해 우리가 관심을 가진다는 느낌을 받는다는 것이다. 다음은 반영적 경청의 몇 가지 핵심 요소들이다.

1) 내용과 어조 모두에서 비판적인 자세를 지양하라.
2) 지나치게 반영하지 마라. 당신이 의도를 갖고 대화하고 있다는 것이 들여다 보이게 된다.
3) 반영의 필요성을 지속적으로 가늠하라.
4) 대화의 리듬을 고려하라. 멈출 때에는 잠시 기다리거나 호흡하고 반영할 시간을 만들어라.
5) 일들을 지나치게 복잡하게 만들지 마라.

6) 연습하라! 쉬워 보이지만 그렇지 않다.

반영적 경청의 예시들

대화	반영적 서술
피터는 당신에게 그의 간호사와의 관계가 일방적이라고 이야기하고 있다. 그는 간호사가 항상 자기가 그를 위한 최선이 무엇인지 안다고 생각하는 것에 분노를 표출한다. 그는 간호사에 대해 항의할지 고려하고 있지만, 간호사가 늘 그러듯이 자신을 비난할 것이기 때문에 소용없을 것이라고 생각한다.	"이 문제로 얼마나 속상한지 느껴지네요." 또는 "그러니까 간호사를 이해하기가 어렵다는 거군요."
수잔은 마을을 떠나 이사하는 중이고 이 모든 일에 복합적인 감정을 느낀다. 그녀는 지방 대학에서 공부하기 위해 이사하고 있다. 하지만 그녀는 새로운 지역 의사를 찾아야 할 것이다.	"강의에 대해서는 신이 나지만 지금 의사만큼 좋은 의사를 찾는 일이 걱정되는군요."

우리의 반영적 경청의 내용은 이해, 공감, 그리고 확인의 메시지를 전달할 수 있다. 다음은 반영적 경청 서술의 몇 가지 예시들이다. 교육생들이 그 예시가 그 사람과 관련해 어떤 메시지를 연결짓

는지를 가장 잘 묘사하는 워크북의 줄칸에 해당 예시를 배치하도록 하라.

1) “그건 많은 용기가 필요하다고 생각해요.”
2) “저도 우울한 날들이 있어요.”
3) “그러니까 당신은 그게 상담사의 잘못이라고 생각하는 군요.”
4) “그게 아주 용감함을 보여준다고 생각해요.”
5) “저도 비슷한 상황에 놓였었던 게 기억나요.”
6) “그거 정말 힘든 여정이네요. 정말 강하신가 봐요.”
7) “네, 그게 어떻게 될지 알겠네요.”
8) “우리가 당신의 이야기에 대해 이야기하고 당신의 새로운 계획들에 대해 논의했어요. 당신은 미래를 기대하고 있군요.”
9) “당신이 대안을 살펴본다는 게 아주 멋지다고 생각해요.”
10) “그러니까 이제 당신에게 잘 맞는 약물치료 복용량을 쓰고 있고 이게 당신이 취업에 대해 생각하기 시작하도록 북돋아 주었군요.”
11) “저도 딜런 토마스 아주 좋아해요.”

12) “때때로 우리의 감정을 표현하는 것이 어려워 보일 수 있어요. 저도 같은 문제를 갖고 있어요.”

13) “당신의 상담사에게 편지를 썼고, 답장을 받으면 당신은 거기서부터 다시 시작하는 거네요. 저도 비슷한 경험을 겪었을 때 그렇게 할 걸 그랬어요. 굉장히 창의적인 방법인 것 같아요.“

다름을 존중하기

동료지원활동 전문가로서 당신은 회복을 강조하고 회복의 모범을 보여줄 것이다. 이는 우리의 업무 윤리이다. 회복의 전문가로서 당신 또한 모범을 보일 것이다. 우리는 절대 우리가 지원하는 사람에 대해 부정적인 논리를 제시하지 않는다. 그것은 프로페셔널하지 못할 뿐만 아니라 관리 모델을 재확인시키기 때문이다. 우리는 대안적 견해를 제시할 수 있지만, 그것은 우리가 지원하는 사람과의 긍정적인 관계를 유지하는 방식으로 해야 한다. 우리는 우리가 지원하는 사람들을 완전히 존중하고, 궁극적으로 우리가 동등하게 “우리 자신의 경험에 대한 전문가”임을 기억한다. 회복의 과정에서 우리는 우리가 지원하는 사람의 저항을 경험하기도 하지만, 이것은 회복이 이루어지고 있다는 건강하고 긍정적인 지표이다. 만약 누군가를 일주일 내내 만나는데 그 사람의 인생관과 태도가 항상 똑같다면 그 사람이 정체기에 갇힌 것일 수 있다. 이는 건강하지 못하다. 만약 누군가가 생각이 딴 데 가 있고 고분고분해졌다면 그가 자신의 감정을 솔직하게 표현할 수 있는 안전한 환경을 만드는 것이 당신의 역할이다. 다시 한 번 이것이 누군가가 자신이 누구인지를 기억하게 도와주고 자존감을 형성해 준다. 우리의 지원을 받는 사람의 저항에 맞닥뜨리면 우리는 논쟁, 사실과 경험으로 그 사람을 제압하려 하지 않는다.

우리는 경청하고 그들의 판단을 존경함으로써 그들과 함께 흘러간다. 그룹으로 우리는 다음의 시나리오를 보고 제임스가 저항에 대처할 방법을 찾을 것이다. 제임스는 동료지원활동 전문가로, 20명의 동료지원 도우미 그룹의 복리 수업을 맡아 진행하고 있다.

이안은 11년 동안 같은 조직에 있어 왔고, 회복은 다른 모든 유행처럼 지나갈 "유행어" 일 뿐이기 때문에 오늘의 수업에서 배울 게 없다고 느낀다.

제임스 : "두 그룹으로 나누어서 관리보다는 회복이 갖는 이점에 대해 논의해 봅시다. 5분 동안 이야기해 보고, 우리의 접근 방식을 바꾸기 위해 오늘 우리가 뭘 할 수 있는지에 대해 각 그룹으로부터 차례로 들어볼 거예요."

이안 : "우리 시간을 낭비하느니 그냥 우리한테 말해 주는 게 어때요? 당신이 모든 정답을 안다면 그냥 그걸 말해요. 내가 지원해 주어야 할 사람들이 있어요. 나에게 이게 필요한 것보다 그 사람들이 나를 더 필요로 해요."

사람들이 워크북에 제임스의 다음 말을 채워 넣게 한다.

제임스 : 글쎄요. 이안 ……………

동료지원활동 전문가로서 그들은 자신의 긍정적인 전망을 반영하고, 사람들이 회복할 뿐만 아니라 그들의 꿈을 이룰 수도 있다는 자신의 믿음을 강화할 것이다. 이런 역할에는 몇몇 도전적인 측면이 수반된다. 예를 들어 회복을 위한 환경을 만들고 그렇게 만든 안전한 공간을 활용할 때, 사람들은 화가 나는 것에 관하여 이야기하게 될 것이다. 그러나 이는 어떤 한 문제에 빠져 정체되어 있는 것과는 다르다. 우리의 역할은 사람들이 처한 상황을 교정하는 것이 아니라, 그들이 자기 스스로의 해결책을 만들어내고 그를 향해 노력할 수 있게 하는 것이다. 우리는 어떤 상황에 갇히지도 않고, 그것이 쉬운 일이라는 이유로 누군가에게 동의하지도 않는다.

여기 간단한 예시가 있다.

팀 동료 :

"내 매니저는 쓸모없어. 그는 근무 당번표를 이해를 못해. 그는 우리가 무슨 서비스를 제공하는지 모르고, 여기 일을 너무 몰라서 그냥 넘어가야 해. 내가 누군가와 함께 일할 수 있게 도와줄 환청 관련 수업을 좀 받아보려고 했는데, 그는 나한테 그게 필요하지 않대. 그가 정말 나에게 악영향을 미치기 시작하고 있어."

당신의 대답 :

"네가 불만스럽고 속상하다는 걸 잘 알겠다. 네게 필요한 걸 얻을 다른 방법들을 찾아보는 건 어떨까? 네 선택지를 한번 살펴보자."

이 대답에서 우리는 동료지원 활동의 기본의 일부를 만족했다.

우리는 그 사람이 어떤 감정을 느끼고 있는지 인식했다. 그들에게 문제가 생겼음을 우리가 이해한다는 것을 그들이 알게 했고, 주체성을 갖고 해결책을 향해 노력하도록 그들을 격려했다. 다음은 위의 대답에서 당신이 하지 말아야 할 말의 예시이다.

"맞아, 쓸모없는 것 같네. 이런 사람들을 마주쳤을 때 우리 모두가 그러듯이 너에게는 마음 상해할 자격이 충분히 있어. 똑같이 행동했던 내 예전 매니저에 대해 얘기해 줄게."

이는 부정적이고, 가능한 결과를 줄인다.

- 무력감을 조장한다.
- 책임을 전가한다.
- 해결책을 찾지 않고 소극적인 태도를 더 부추긴다.

지금이 그룹을 살펴볼 좋은 때이다. 일부 교육생들의 장점을 인정하고 지금까지 그들의 기여에 대해 감사를 표시해야 한다. 지금까지 다룬 내용을 바탕으로 그룹 토의를 진행한다. 다룰 만한 몇 가지 토픽은 :

- 진단명의 관점에서 작업하는 것은 왜 그 사람과의 관계에 해

로운가.

- 자기 자신의 연대표를 작성하는 동안 무슨 일이 일어났는지 다루어라.

[최고의 팁]

당신의 그룹과의 모든 상호작용은 회복의 환경을 형성하는 데 도움이 된다. 활동 규칙이 지켜지고 있는지, 그리고 수정될 필요가 있는지 확인하는 것은 좋은 습관이다. 이는 사람들이 얼마나 편안하게 느끼고 있는지 확인하는 데 도움이 된다. 수업의 이 부분은 교육생들에게 회복 환경을 만들고 거기서 작업할 도구를 준다. 이제 다른 누군가의 다른 의견을 존중하는 가운데 우리의 의견을 이해시킬 방법을 살펴볼 것이다. 이 부분을 시작하기 전에 그룹을 2인 1조로 나누어야 한다. 한 사람이 벽을 보고 다른 사람이 그 뒤에 서게 한다. 뒤에 서 있는 사람은 자기가 벽을 보고 있는 사람에게서 본 장점들을 말해 줄 것이다. 이를 1분 동안 진행한 뒤 자리를 바꾸어 반복하도록 한다.

이 활동을 하고 나면 교육생들은 약간 기뻐하고 또는 부끄러워하는 중일 것이다. 우리 자신에 대해 좋은 말을 듣는 것은 기분 좋은 일이다. 이제 그 방 안의 분위기와 적대적인 분위기에서 작업하는 기분 사이의 차이를 강조하라.

이는 다음 부분으로 이끄는 짧은 그룹 토의를 만들어낼 것이다. 교육과정 중 이 부분의 목적은 언쟁으로 확대시키지 않으면서 다른 사람들과 반대하는 것을 교육생들이 연습하도록 하는 것이다.

긍정적인 의견 충돌

당신이 지원하는 사람들의 생각에 동의하지 않는 것은 충분히 있을 수 있는 일이다. 우리는 사람들의 모든 말에 동의하며 그저 그들을 뒤따라 걷지 않는다. 그러나 동료지원 도우미로서 우리는 절대 사람들을 적대적으로 대해서는 안 된다. 우리는 누군가의 의견을 존중하면서 그들에게 반대하는 기술을 연마해야 한다. 다음은 존중하면서 반대 의견을 제시하는 예시이다.

친구 : "볼링 하러 가자, 너무 재미있어."

당신 : "난 볼링 싫어. 그건 도전을 싫어하는 사람들을 위한 거야. 홀에는 내가 좋아하지 않는 사람들로 가득 차 있어."

이것이 어떻게 언쟁으로 악화될지 보일 것이다. 이는 방어적이고 비판적이다. 다음의 대안을 생각해 보라.

친구 : "볼링 하러 가자, 너무 재미있어."

당신 : "너 사교적인 게임을 엄청 좋아하는구나. 난 그걸 그렇게 좋아하게 되지 않더라. 우리가 할 만한 다른 게 있을까?"

이는 아주 다른 접근 방식이다.

우리는 볼링을 하는 그의 즐거움에 대해 긍정적으로 생각해 주었고, 비판적이지 않은 가운데 대안을 제시했다. 그룹으로 하여금 그들이 다름을 존중하고 긍정적인 의견 충돌을 가질 수 있었던 때를 생각해 보도록 한다.

그들은 무엇을 바꿀 수 있었을까?

결과가 달라졌을까?

그들이 이 기술을 지금 바로 사용할 만한 대상이 있나?

과거에 그들이 언제 어떻게 이 기술을 사용할 수 있었을지 생각해 보라. 무슨 상황이었고, 그들이 일을 어떻게 다르게 처리할 수 있었을지, 그리고 어떤 다른 결과가 나올 수 있었을지를 워크북에 적도록 하라.

존중하는 회복 상호작용

- 강점으로부터 작업하라.
- 완전히 곁에 있어 주어라.
- 개방형 질문을 사용하라.
- 효과적인 경청자가 되어라.
- 다름을 존중하라.
- 그들이 전문가임을 상기시켜 주어라.
- 사람들의 선택을 존중하라.

3일차

본 교육과정의 다른 모든 날들처럼, 이전에 무엇을 했는가와 관련한 논의를 만드는 것으로 시작해야 한다. 우리가 이제 회복 상호작용을 사용하여 어떻게 사람들과 상호작용하는지에 대해 잠깐 이야기하라. 지금까지 그들이 어떻게 발전하는지 당신이 본 바를 각 개인이 알도록 해야 한다. 방 안 사람들의 강점을 인정하라. 이 날은 다양성과 환경을 살펴보는 것을 목표로 한다.

옳은 방향으로의 한 걸음

우리는 많은 것들을 다루었고 동료지원 활동의 몇 가지 본질적 요소에 노력을 기울였다. 이제 당신이 벌써 얼마나 많이 왔는지 볼 때이다. 모두가 평가를 받았던 우리의 동료지원 활동을 기억하라. 한 번 더 해보자! 이번에는 우리가 해온 작업을 참조해야 한다. 워크북을 가까이 두고 시간을 들여 제대로 해보도록 한다.

활동 30분

같은 3인 1조로 역할극 활동을 다시 해볼 것이다.

한 사람이 동료지원활동 전문가 역할을 할 것이다 : 다른 한 사람은 동료지원 서비스를 받는 역할을 하고, 세 번째 사람은 자신이 관찰한 바에 대해 구체적인 메모를 할 것이다. 각자 돌아가며 각 역할을 해볼 것이다. 관찰하는 사람은 처음부터 끝까지 중립적이어야 한다. 이것이 누군가가 처음으로 다른 사람을 지원하는 위치에 놓인 순간일 수도 있다는 사실을 기억하라. 이러한 이유에서 우리의 전반적인 목표는 그 사람의 장점을 강조하는 것이다. 이는 중요한 발판이다. 동료지원활동 전문가로서 당신은 활동 실습 전반에 걸쳐

이 도구를 폭넓게 활용할 것이다. 당신이 본인의 강점을 정기적이고 광범위하게 되새기며 연습하는 것도 중요하다.

Scene 1

피터는 6개월 이상 존을 동료지원해 왔다. 수요일 아침이고 예정대로 피터가 존의 집으로 방문하는 중이다. 존은 방금 막 그가 대학에 불합격했다는 것을 알았다. 그는 지난 한 해 동안 그것을 위해 노력해 왔다. 그가 울먹이며 건강 문제 때문에 모든 기회를 놓쳤다고 말한다.

처음 이 활동을 해보았을 때와 어떤 차이점을 느꼈는가?

이 활동 후에 모두가 전체 그룹 앞에서 피드백을 이야기하도록 해야 한다.

이제 모두들 전체 그룹 앞에서 발표하는 일을 더 편안해 해야 한다.

"사람이 살아남는다면, 그는 사람들 사이와 문화들 사이의 근본적인 차이점에서 즐거움을 얻는 법을 배웠을 것이다. 그는 생각과 사고방식에서의 차이는 즐거움이고 삶의 흥미로운 다양성의 일부이지, 두려워할 것이 아님을 배울 것이다."

"트렉 속으로 : 스타트렉 회고록"의 저자 수잔 사켓이 말한 바와 같이" — 진 로든베리

회복 환경

동료지원활동 전문가들은 정신건강 분야의 다른 이들은 반드시 활용하지는 않을 기술을 연습하고 개발한다. 우리의 목표와 방향은

"전문가가 되지 않는 것에 대한 전문가"

가 되는 것에 기초한다.

이는 어떤 측면에서 모순처럼, 더 나쁘게는 우리가 우리의 역할을 가치 없는 것으로 주장하고 있는 것처럼 보일 수 있다. 이는 사실과 매우 다르다. 당신은 어떤 학문적 자격도 보여주거나 근접할 수 없는 무언가를 제공할 수 있다 ; 공감과 이해를 불러일으키는 실제의 경험이 그것이다. 우리가 다른 어떤 서비스를 필요로 할 때 우리

는 그들이 전문직으로부터의 전문가이기를 기대한다. 우리 중 누구도 조종사 자격증이 없는 조종사나 자격을 취득하지 않은 의사의 손에 우리의 목숨을 맡기지 않을 것이라는 사실을 직시하자. 모든 회복은 타인의 믿음과 문화를 받아들이고 존중하는 것을 기반으로 한다. 따라서 우리는 그 주제에 대해 반드시 학문적으로 박식할 필요는 없지만, 우리가 관심을 갖고 있고 그들의 선택을 존중한다는 것을 알게 해야 한다는 것을 인식하면서 상호작용을 한다. 만약 어떤 사람이 의학적 질병으로 고통받는 것으로만 보인다면 그들 삶의 이러한 측면들을 전문 직업인들은 묵살할 수 있다. 그들이 치료하고자 하는 것, 즉 정신질환 증세 또는 조현병과 관련해서 관심과 존중에 관한 이런 인식은 중요하지 않을 것이기 때문이다. 우리는 한 사람의 삶에서 문화적 다양성, 종교적 믿음, 성적 지향과 많은 측면들에서의 다름을 인정하고 존중한다.

"사람들이 회복의 벽돌을 쌓는 중이라면 그 주춧돌은 자기 자신이 되어야 한다." — **론 콜만, 『회복이라는 낯선 개념』**

당신은 누구인가요?

그룹으로 당신은 이미 "나는 누구인가?" 를 살펴보았다. 이제 사람들이 이 공간으로 가져오는 다양성을 살펴볼 것이다. 다음 활동은 재미있을 것이다. 사람들을 일어서게 하고 족히 30분은 서로 어우러지도록 한다. 이제 우리 모두 서로와 며칠을 보냈으므로 우리 모두 우리의 개인적인 경계선에 대해 더 잘 이해하고, 서로와 상호적이고 존중하는 상호작용을 하는 방법을 배웠을 것이다.

다음의 활동은 우리의 관계를 새로운 차원으로 끌어올리도록 도와줄 것이다.

우리는 우리가 누구인지에, 그리고 그룹 내부와 더 중요하게는 우리 자신 내부에 존재하는 엄청난 다양성에 마음을 열 것이다. 다음 표는 누군가 가질 수 있는 16개의 다른 기술 또는 특징을 나타낸 것이다. 그룹은 15분 동안 할 수 있는 한 많은 항목을 찾아 지워야 한다.

산행을 했다	다른 언어를 할 줄 안다	바닷가에서 태어났다	여자 형제가 있다
명상을 한다	미국에 가 봤다	쌍둥이와 관련이 있다	수술을 했다
기도를 자주 한다	환생을 믿는다	시를 쓴다	학위를 가지고 있다
외국에 산 적이 있다	동물을 기른다	단체를 결성했다	유대교와 관련이 있다

규칙은 간단하다.

1) 각 사람에게 오직 한 가지만 질문할 수 있다. 그들이 당신이 하는 질문을 이끌어주거나 영향을 줄 수 없다.

2) 상대가 당신이 질문한 기술이나 특징을 만족하지 않는다면 다른 사람에게로 넘어가야 한다.

3) 방 안의 다른 모든 사람들에게 질문한 후에 같은 사람에게 다시 돌아올 수 있다.

행운을 빈다!

교육생들이 자신의 워크북에 진짜 자신에 대한 간단한 묘사를 적어두도록 한다. 형제, 자매, 근로자 등 그들이 수행하는 역할이 아니라, 진정한 자신으로부터 멀어지게 하는 모든 가면과 역할 이면에 자리 잡고 있는 진짜 자신 말이다.

다음 활동은 폭넓은 논의로 바뀌어야 한다.

[최고의 팁]

당신의 주된 목표는 서비스를 이용하는 사람들이 어떻게 대해지고 그것이 어떻게 변화될 수 있는지에 대한 방향으로 논의를 돌리는 것이다.

논의가 흘러가도록 허용하는 것은 가치가 있다. 당신은 교육생들이 그들이 함께 하는 서비스가 어떻게 사람들을 대우하고 상호작용하는지에 대해 말하기 시작하는 것을 볼 수 있을 것이다. 다시 한 번 이것이 회복의 모범을 보여줄 기회이다. 그룹은 어떻게 서비스 제공을 발전시킬지에 대한 자기들만의 결론을 내릴 것이다. 이는 최대 2시간까지 소요된다.

다양성

우리 모두의 주요한 어려움 중 하나는 우리 각자가 갖고 있는 다양성을 받아들이고 인정하며 축하하는 일이다. 회복이 꽃필 수 있는 환경을 조성하기 위해서 우리는 다양성 수용의 모범을 보여야 한다. 다른 사람을 치유하거나 치료하거나 고쳐주는 것은 우리의 역할이 아니다. 우리의 역할은 사람들이 자기의 경험을 나누고 스스로의 삶을 되찾는 여정을 시작할 만큼 충분히 안전하고 자신감 있다고 느낄 만한 환경을 조성하는 데 있다. 당신과 가까운 모든 사람들이 당신이 죽을 때까지 병들어 있을 거라고 믿는다고 상상해 보자. 당신은 인생 내내 약물치료를 받을 것이다. 당신이 언제든 악화될 수 있기 때문에 최소한의 노력을 필요로 하는 역할로 당신의 직업 선택의 폭을 제한해야 할 것이다. 당신이 변덕스러워질 수 있기 때문에 그들은 당신의 행동을 끊임없이 가늠하고 있다. 그들은 극도로 조심조심한다 ; 당신을 기분 상하게 하지 않을 것으로 기대되는 주제를 조심스럽게 고르며 말이다. 만족스러운 삶을 살기 위해서 당신은 계속해서 지원을 받아야 할 것이라고 모두가 믿는다. 교육생들이 10분 동안 자기에 대해서 자신이 고려하지 않았던 것들과 당연하게 여겼던 것들 몇 가지를 워크북에 적도록 한다. 그들이 간과했던 그들의 장점을 생각해 내고 그들이 가진 재능을 축하하라.

성급한 결론을 내리기 전에 당신이 알아야 할 나에 대한 몇 가지.

이제 그룹으로 사람들이 정신건강 서비스를 이용할 때 이러한 것들이 고려되는지 여부를 논의할 것이다. 한 사람에 대해 고려되어야 하는 것은 무엇이 있는가?

한 사람에 대해 고려되지 않아야 하는 것은 무엇이 있는가?

"모든 인간의 능력은 문화에 의해 강화되거나 증가할 수 있다." **— 존 아보트**

문화

여기가 동료지원활동가들이 정말 활약할 수 있는 지점이다. 우리는 의학적이거나 정체적인 모델에서 작업하지 않는다. 우리는 회복의 과정 속에서 작업한다. 이 과정의 큰 부분은 그 과정이 일어나는 환경이다. 환경을 올바르게 할 수 있다면 회복의 과정이 시작될 수 있다. 우리 자신의 환경 속에서, 이 방을 벗어나 우리는 모두 더 큰 공동체의 일부이다. 우리의 공동체는 다른 문화, 가치, 관점, 믿음, 역사, 그리고 기대 위에 건설되었다. 우리 자신의 정체성은 본질적으로 우리의 환경과 그 환경이 갖는 경계를 중심으로 짜여져 있다. 이는 어떤 사람들에게는 큰 도전일 수 있다. 그들의 믿음이 반드시 그들이 살아가는 공동체의 것과 같지 않기 때문이다. 이는 낙인과 차별을 통한 배제를 초래할 수 있다. 더 나쁘게는 상황을 복잡하게 만드는 의학적 꼬리표가 아직도 있을 수 있다. 하루 동안 우리 모두는 여러 다른 문화에서 온 사람들로 구성된 여러 다른 환경과 통합된다. 예를 들어 이 방 안에서 우리는 이 나라의 다른 지역에서 온 사람들로 구성된 학습 환경에 있다. 우리는 모두 다른 나이, 성, 종교와 인종에 속하며, 이는 우리의 학습 경험을 향상시킬 뿐이다. 우리는 공통의 관심사와 목표를 가지고, 구체적으로는 동료지원활동가로서의 자격을 얻기 위해 공동체로 모였다. 앞선 활동에서 보았듯이, 한 사람의 정체성에 기여하는 구체적인 것들을 알아내는 것은 어려울 수 있다.

그러나 회복에 좋은 환경에서는 이러한 속성들이 표면에 드러난다. 동료지원활동가로서 우리는 다름을 수용할 뿐만 아니라 축하한다. 10분 동안 워크북에 문화적 자가 설문을 작성한다.

1) 내가 현재 살고 있는 곳
2) 내가 태어난 곳
3) 내 인생에서 일어난 일 중 내가 누구인지에 크게 영향을 미친 5가지
4) 내가 속한 인종 집단
5) 내가 속한 다른 집단들
6) 나의 종교적 정체성
7) 나의 성적 정체성

우리가 스스로에게 부여할 수 있는 이 모든 제목 또는 직함은 한 사람을 행위 또는 패턴의 집합체에 불과한 존재로 환원시킨다. 우리의 역할은 이 부분집합들과 작업하는 것이 아니라 타인의 다름

을 인정하고 수용하는 것이다. 이제 이 학습 환경 속에서 우리의 문화적인 자아 모두가 어떻게 하나의 공동체로 맞추어지는지를 보도록 하자.

우리의 공동체

공동체로서 우리가 누구인지 우리의 문화의 합을 바탕으로 종합해 보자. 다시 한 번 사람들이 워크북에 적게 한다.

우리의 환경 :

우리가 이 학습 공동체 내에서 상호작용할 때 우리는 줄곧 전체적인 환경에 의해 영향을 받고 이끌어진다. 이 환경은 우리가 세운 전제들을 실질적으로 조합해 놓은 것이다. 즉, 눈에 보이지는 않지만 우리가 서로 어떻게 상호작용하는지에 관한 것이다. 우리가 1일차에 동료지원 활동을 위한 환경을 다루었기 때문에, 3일차에는 그것의 영향을 보고 느껴야 한다. 우리는 또한 언어에서의 차이점을 인지해야 하며, 이제 우리가 서로를 알아가고 있으므로 우리 마음의 경계선은 우리가 신뢰하는 사람을 더 깊이 받아들이는 쪽으로 적응했을 것이다. 회복 환경의 가치는 아래에 나열되어 있다. 우리는 그 일부를 간단히 다루고, 우리가 이 요소들을 우리의 공동체 내에 만들었는지를 알아볼 것이다.

회복을 위한 환경

1) 팀 구성원의 핵심 신념
2) 상호 의존
3) 자기 결정
4) 사회적 통합
5) 높은 기대
6) 책임감
7) 통합론적 모형
8) 사회연결망
9) 선택
10) 긍정적인 위험 부담
11) 권리와 지지

이 활동의 목표는 그룹으로서 당신이 어떻게 회복 환경을 만들었는지를 강조하는 것이다. 교육생들은 지금까지 일주일 동안 진행된 주요 회복과정을 이해할 것이다. 당신이 어떻게 회복 언어를 사용했는지, 사생활과 개인적인 고백의 시간 동안 어떻게 그 공간을 안전하게 유지했는지, 규칙이 어떻게 진화되었는지, 어떻게 개방형 질문과 반성적 경청 기술을 사용했는지를 알려주어야 한다. 지금이 교육과정 중에 교육생들이 자신의 서비스가 작동하는 방식을 변화시킬 가능성을 보는 때이다. 교육생들이 이번 주 이후 돌아왔을 때 어떻게 자기 자신의 서비스를 진화시키도록 도울 수 있을지에 대한 논의를 만들어주는 것이 매우 중요하다.

이제 그룹으로 회복 환경의 이러한 부분들이 우리의 학습 공동체 내에서 어떻게 활용되는지 논의할 것이다. (45분)

환경이 1일차에서 달라졌다고 생각하는가?

교육생들이 워크북의 빈 공간을 사용하여 환경의 측면에서 발전했다고 생각하는 몇몇 분야들을 강조하도록 한다.

"다양성 : 함께 독립적으로 생각하는 기술" **— 말콤 S. 포브스**

우리는 문화, 공동체와 환경이 어떻게 뒤섞여 있고 어떻게 서로에게 영향을 주는지를 살펴보았다. 우리는 이제 개인적인 차이와 우리가 가져올 다양성이 어떻게 우리의 회복 환경을 개선하고 고무시킬 수 있는지를 탐색할 것이다. 우리 각자는 우리가 속한 그룹을 다양성 있게 한다. 우리 누구도 다른 누구보다 더 옳거나 잘못되지 않았다. 동료지원활동가로서 우리는 더 큰 그림을 보고, 우리 자신의 관점과 우리와 함께 작업하는 사람의 관점을 존중한다. 이는 뒤섞인 관점을 만든다. 이 새로운 관점은 우리의 관계를 강화하는 길로 이끄는 길잡이이다. 이는 우리에게 타인으로부터 배우게 하는 신뢰와 통찰력을 주고 타인에게 우리에 대한 신뢰를 심어준다. 이 새로운 관점은 동료지원활동가의 시각 도구이다. 우리는 이제 그 사람의 경험을 공감적이고 진실하게 이해할 수 있다. 이는 우리가 우리의 관점으로 고압적이 되지 않게 하고, 또한 다른 누군가의 관점에 휘둘리지 않도록 한다. 우리가 만드는 새로운 관점은 그 사람이 마음을 열고 자신이 누구인지 기억하는 과정을 시작하게 한다. 어떤 사람들은 한 번도 정말 자기 관점을 이야기할 기회를 갖지 못한 채로 여러 해 동안 서비스를 이용해 왔을 수 있다.

4일차

다른 날들과 마찬가지로 이전에 무엇을 했는지에 대한 논의를 시작해야 한다. 문화적 정체성, 환경의 활용, 자아의식, 다양성에 대해 이야기하라. 사람들이 어떻게 상호작용하는지와 관련하여 실제로 변화가 일어나고 있어야 한다. 회복을 받아들일 수 있는 사람들의 강점을 강조하고 인정해야 한다.

오늘 어느 순간에 당신은 내일 있을 일에 대해 자세히 설명해야 할 것이다.

이 활동은 일주일간 일어난 많은 일들과 관련되어 있다. 목적은 교육생들이 항상 더 잘 아는 사람이 되기보다 함께 작업하는 사람들로부터 개발하고 배울 수 있음을 이해하는 것이다.

새로운 관점 활동 (40분)

20분 동안 그룹으로 활동한다.

1) 당신이 제시한 관점을 생각해 보라.

2) 둘러앉은 다른 사람들이 제시한 관점

3) 그 결과로 나온 새로운 관점은 어떤 것인지.

그 다음 큰 그룹으로 돌아가서 우리가 생각한 바에 대해 논의할 것이다.

1) 내가 제시한 관점

2) 다른 사람들이 제시한 관점

3) 새로운 관점

교육생들은 지금까지 많은 것들을 다루었고 거기에 들어간 노력을 인정하는 것은 좋은 습관이다. 한편 이제 그들이 회복 지향적인 방식으로 작업하기 시작할 때이다. 거의 갑작스럽게 당신은 모두를 일어서게 하고, 이제 서로에게 감사하는 시간을 가질 것이라고 설명해야 한다. 규칙은 간단하다. 사람들은 가능한 모든 공간, 어쩌면 야외 공간까지도 사용해야 한다. 한 시간 동안 모두에게 돌아다니며 각 사람에게 한 주 동안 자신이 그에게서 어떤 강점을 보았으며, 왜 그에게 감사한지를 말하도록 한다.

이는 매우 효과적인 활동이다.

교육생들이 활동을 완료하고 나면 그들이 교육과정을 시작할 때와 똑같이 행동하고 똑같은 내용을 말했는지 물어보아야 한다.

큰 실수!!!!

누군가를 처음으로 만날 때 우리 모두가 저지를 수 있는 큰 실수는 제멋대로 추측하는 것이다. 이를 더 발전시켜서, 때때로 우리가 꽤 오랜 시간 동안 해온 관계는 추측으로 가득해질 수 있다. 우리는 어떤 사람의 반응과 행동이 어떠할지 우리가 자동적으로 안다고 생각한다. 이미 보았듯이 이것은 회복 환경에 반대되는 것이다. 이는 반대로 정체를 조성한다. 문화적 다양성을 존중하는 가장 좋은 방법 중 하나는 그 사람이 당신에게 자신이 누구인지 말해 주도록 하는 것이다. 정신건강 서비스에서 사람들이 여러 해 동안 이 기관에서 저 기관으로 옮겨졌을 수 있음을 기억하라. 그러나 그들에 대한 기록은 그들을 따라 다녀서 추측하는 사람들의 온상이 되었을 수 있다.

사실 혹은 거짓 (5분)

교육생들이 워크북에 답을 하도록 한다.

당신이 마주친 어떤 사람의 문화적 정체성이 그 사람의 회복에 해롭다고 생각되는 특성을 가진다면 그를 바꾸고 그 행동이 어떻게 그에게 영향을 미치는지 알려주는 것이 당신의 일인가?

어떤 사람이 자기 문화의 일부 특성이 자신에게 부정적인 영향을 끼치고 있다고 말한다면, 당신의 역할은 해결책을 찾고 대안을 강조하는 것이다.

워크북에 당신의 답을 설명하라.

"이론적으로는 이론과 실제 사이에 차이가 없다. 실제로는 차이가 있다." — *요기 베라*

다양성 연습 (1시간)

이제 우리가 환경, 문화, 공동체와 다양성 존중을 다루었으므로 몇몇 작업 상황에서 우리가 어떻게 반응할지 살펴보도록 하자. 작은 그룹으로 나뉘어 다음의 상황에서 어떻게 회복을 위한 환경을 만들지 논의할 것이다.

1) 던은 6년째 병원에 있다. 최근에야 그녀는 임대차로 자기가 머물 집을 얻었고 거기서 다양한 서비스로부터 지원을 받는다. 던의 지역사회 정신과 간호사는 가톨릭 신자이다. 던은 입원하기 전에 매주 예배당에 갔었다. 그녀는 간호사가 자기가 다니는 예배당에 같이 가자고 그녀를 초대했다고 말한다. 던이 당신과 함께 있으면 편안하다며 함께 가달라고 부탁한다.

당신은 어떻게 반응하겠는가?

2) 션은 막 당신이 속한 단체가 제공하는 서비스를 이용하기 시작했다. 션의 종교적 이념 중 하나는 임신중절이 잘못되었다

는 것이다. 당신이 션과 함께 작업할 때 그가 당신에게 이러한 관점을 표출하고 당신이 그것이 잘못되었다는 데에 동의하게 만들고자 한다.

당신은 어떻게 반응하겠는가?

3) 당신이 사무실에 있는데 동료 스티븐이 뉴스 보도에 성난 반응을 보인다. 뉴스는 젊은이들이 정신병에 걸리는데 이것이 마리화나 사용 증가 때문이라고 말한다. 스티븐은 마리화나는 천연의 흥분제이기 때문에 원인이 될 수 없다고 주장한다.

당신은 어떻게 반응하겠는가?

한 걸음 더

우리는 많은 것들을 다루었고 동료지원 활동의 몇 가지 본질적 요소에 노력을 들였다. 이제 당신이 벌써 얼마나 많이 왔는지 볼 때이다. 모두가 평가를 받았던 우리의 지원활동을 기억하라. 한 번 더 해보자! 이번에는 우리가 해온 작업을 참조해야 한다. 워크북을 가까이 두고 시간을 들여 제대로 해보도록 한다.

활동 30분

3인 1조로 짧은 역할극 활동을 읽어볼 것이다.

한 사람이 동료지원활동 전문가 역할을 할 것이다: 다른 한 사람은 지원을 받는 역할을 하고, 세 번째 사람은 자신이 관찰한 바에 대해 구체적인 메모를 할 것이다. 3명 모두 각 역할을 해볼 수 있도록 활동을 반복한다. 관찰하는 사람은 처음부터 끝까지 중립적이어야 한다. 이것이 누군가가 처음으로 다른 사람을 지원하는 위치에 놓인 순간일 수도 있다는 사실을 기억하라. 이러한 이유에서 우리의 전반적인 목표는 그 사람의 장점을 강조하는 것이다. 이는 중요한 발판이다. 동료지원활동 전문가로서 당신은 활동 실습 전반에 걸쳐 이 도구를 폭넓게 활용할 것이다. 당신이 본인의 강점을 정기적이고 광범위하게 되새기며 연습하는 것도 중요하다.

Scene 1

피터는 6개월 이상 존을 지원해 왔다. 수요일 아침이고 예정대로 피터가 존의 집으로 방문하는 중이다. 존은 방금 막 그가 대학에 불합격했다는 것을 알았다. 그는 지난 한 해 동안 그것을 위해 노력해 왔다. 그가 울먹이며 건강 문제 때문에 모든 기회를 놓쳤다고 말한다.

연습에서 어떤 것이 달라졌는가?

"자신이 내면을 변화시키려 하기 전에 외부로부터 변화가 일어나기를 기다리는 사람은 절대 변화를 이룰 수 없다." **— 출처 미상**

이번 주에 우리는 먼 길을 왔고 많은 것을 다루었다. 우리가 배운 대부분의 기술은 회복이 일어나기 위한 환경을 만든 뒤 회복 연습을 하는 것을 토대로 한다. 동료지원활동가로서 당신은 이번 주 이후에도 계속해서 이 기술들을 개발할 것이다. 이는 연습과 의식을 통해 달성된다. 한편 아직 우리가 탐색할 주요한 발전이 남아 있는데, 바로 자기 자신이다. 당신이 지속적으로 회복을 모델링하고 직업정신을 실천하지 않는다면 당신의 작업에 그 결과가 반영될 것이다.

동료지원활동가는 회복의 롤 모델이 된다.

그 이유는 꽤 간단하다. 동료지원활동가들은 작업 현장에서 회복이 일어난다는 증거가 된다. 우리 모두는 우리를 여기까지 오게 한 삶의 경험을 했고 이제 우리는 그것을 긍정적인 쪽으로 활용하려 한다. 다른 사람들이 재건하고 자신의 회복 여정을 걸어가도록 돕는 것 말이다. 기본을 다루었으므로 이제 기술 개발로 넘어갈 시간이다. 개발할 가장 중요한 기술 중 하나는 당신 자신의 행복을 돌보는 것이다. 이는 단지 대처 기술을 활용하는 것이 아니라 함께 작업하는 사람들 곁에서 성장하고 발전하는 일에 대한 것이다. 우리가 새로운 누군가와 작업할 때마다 우리는 함께 작업하는 사람 곁에서 새롭고 독특한 여정을 시작한다. 이를 최선을 다해 해내기 위해서는 우리 자신이 건강하고 우리의 능력에 자신감을 가져야 한다. 이에 많은 자기성찰이 필요할 수 있다.

자기애는 자기부정만큼 나쁜 죄가 아니다." **—윌리엄 셰익스피어**

나는 왜 주어진 상황에 이렇게 반응할까?

어떻게 하면 중립을 지킬 수 있을까?

오늘 나는 어떤 가면을 쓰고 있으며, 그 이유는 무엇인가?

이것이 나를 위해 옳은 선택일까?

우리가 이러한 질문을 터놓고 솔직하게 묻고 답할 수 있을 때, 우리는 나아가 우리 주변에 회복이 스며들게 만든다. 당신이 함께 작업하는 사람들은 당신에 대한 깊은 신뢰를 가질 것이다. 회복 도우미로서 우리는 우리가 진짜 누구인지를 찾으며 얼마간의 시간을 보낸다. 이는 우리 자신과의 싸움으로 이어질 수 있다. 때때로 우리는 실패나 거절에 대한 두려움 때문에 우리가 진짜 누구인지를 숨기는 데에 많은 노력을 기울일 수 있다.

우리가 다시 스스로에게 솔직해지기 시작하면 그것은 정말 치유되는 경험일 수 있다. 우리는 새로운 도전에 착수하고, 이처럼 스스로를 수용하기 전에는 시도하지 않았을 상황에 서보기 시작한다. 스스로와 단절되었다고 느낀 적이 있는가? 그것은 어떤 기분이었는가? 워크북에 답변을 적어 본다. 스스로에게 완전히 연결되었다고 느낀 적이 있는가? 그것은 어떤 기분이었는가? 진실한 자아와의 교감을 유지하는 일의 이점에는 무엇이 있는가?

그것이 우리의 타인과의 관계에는 어떻게 도움이 되는가?

어떻게 하면 진짜 자아와의 교감을 유지할 수 있을까?

자신에 대한 장벽

진실한 자아와 교감하는 길에는 여러 장벽이 끼어든다. 일부는 분명한 반면 다른 것들은 노력이 조금 필요하다. 이 방에서 우리 중 몇 명이나 스스로에게 솔직할까? 사람들은 조롱이 두려워서 의견을 표출하는 것을 어려워할 수 있다. 이 순간, 장벽을 느낀다면 어떤 장벽을 느끼는가? 그룹이 그것을 말하도록 한다.

받아들이기로 한다면, 우리의 도전은 이러한 스스로 만든 장벽을 해체하고 무효화시킬 방법을 찾는 것이다. 이는 쉬운 일이 아니다. 우리 중 많은 사람들은 이렇게 숨을 곳을 만드는 데에 많은 시간과 노력을 들였을 것이며, 그 장벽을 해체하거나 그저 장벽의 꼭대기에 오르는 일은 감정적인 여정일 수 있다. 그러나 능숙한 동료지원활동가가 되기 위해서 우리는 언제나 회복이 자기 자신으로부터 시작된다는 것을 알아야 한다. 이 장벽들의 주된 기능은 우리를 보호하는 것이었다. 감지된 실패, 조롱, 또는 때때로 성공으로부터 우리를 보호하는 것이다.

왜 우리는 성공으로부터 스스로를 보호하려 할까? 다시 한 번 그룹 차원에서 그 이유를 말해 보게 한다.

이러한 보호 장벽을 만들어내는 수년간 우리는 진실한 우리 자신이 누구인지 잊어버렸다! 어느 순간에 그 장벽들은 건설적이었지만 이제는 그저 삶의 방식이 되었을 수 있다. 당신의 진실한 자아와 교감하는 것을 피하는 방법에는 무엇이 있는가? 다시 한 번 그룹 차원에서 대답하게 하고 플립차트에 기록한다.

이러한 장벽을 유지하는 이유는 무엇인가? 플립차트에 기록한다.

우리 자신의 장벽을 바라보면 우리는 왜 우리가 장벽을 지니며 어떻게 하면 장벽을 낮출 수 있을지에 대해 스스로에게 솔직해지는 일의 어려움을 발견할 수 있다. 이제 정신건강 문제나 중독을 겪는 가운데 이 장벽에 대처하려 하는 상황을 생각해 보라. 수년간 서비스를 이용한 사람들에서 어떤 장벽들은 그들을 정신적으로 돕고 보호와 자기보존의 목적을 수행했다. 불행하게도 수년간 서비스를 이용한 사람들은 성장을 촉진하는 공간을 얻지 못했을 수 있다. 이 때문에 사람들은 한 발전 단계에 갇힐 수 있는데, 이는 극복하기 어려운 것으로 드러난다. 그들의 삶은 서비스로 지배되고 타인의 기대가 자신에 대한 스스로의 시각을 복잡하게 만든다. 그룹으로 나뉘어 다음을 논의한다.

1) 사람들이 세웠을 수 있는 장벽과 그 이유
2) 사람들이 서비스를 이용하며 놓쳤을 수 있는 발달과정에는 무엇이 있을까?
3) 그렇다면 그들이 서비스 이용을 중단하면 어떻게 될까?

정신건강 문제를 겪는 것이 우리가 진실한 자아와 교감하는 것을 방해하는 것과 마찬가지로, 때로는 그것이 우리가 자아와 교감해야만 하도록 만들 수도 있다. 어떤 경험이 당신을 자아와 더 깊이 교감하도록 이끌었던 때를 생각해 본다. 그룹과 함께 논의한다.

5일차

이 마지막 날은 일주일간 교육생들이 수행한 작업을 축하하는 날이다. 사람들은 지쳤지만 또한 기쁜 기분일 것이다. 이 날의 목표는 교육생들이 이제 어떻게 회복의 모범이 될 수 있는지 보여주는 것이다. 이전에 무엇을 했는지 다루고, 필요하다면 작업 규칙을 갱신하는 것으로 하루를 시작하라.

발표

동료지원활동가의 핵심 기술 중 하나는 그 사람과 교감하는 능력이다. 우리는 이를 이루기 위해 원하는 대로 쓸 수 있는 다양한 도구를 갖고 있다. 그중 하나는 진실하게 공감하는 것이다. 그만큼 교육생들은 이제 자신의 인생 이야기의 일부를 들려주는 것을 편안해해야 한다.

이것이 그들이 이제 보여줄 부분이다.

모두가 자신의 이야기를 그룹의 다른 사람들에게 5분 이하로 발표해야 한다.

[최고의 팁]

이 발표는 시간제한을 두어야 한다. 누군가에게 사람들이 얼마나 오래 말하고 있는지 시간을 재도록 부탁해야 한다. 4분이 지났을 때 1분이 남았다는 팻말을 들도록 한다. 이를 통해 말하는 사람이 마무리하기 시작해야 한다는 것을 알게 한다.

한 사람이 발표를 마치면 당신은 질문이나 피드백을 받을 것인지를 물어보아야 한다.

다시 한 번 당신이 회복의 모범을 보여줄 다른 기회가 있다.

그 사람의 장점을 인정하고 그의 이야기에 공감하라.

선물 나누기

첫날에 각자 받은 공책에 우리 모두 이 주에 그 사람이 보여준 선물을 적을 것이다.

예를 들어

"앤, 이번 주에 유머의 선물을 가져와 주어서 고맙다고 말하고 싶어요. 제가 긴장을 풀고 이 멋진 경험을 즐길 수 있게 당신이 도와줬어요. 그래서 당신한테 고마워요."

사람들은 공책을 그 주인에게 주지 않도록 주의하며 돌려 보아야 한다. 사람들이 다 끝내면 당신이 갖고 있어야 한다.

짧은 시험

교육생들은 이제 12문항으로 된 짧은 시험을 볼 것이다. 트레이너로서 당신은 우리가 제시한 것들과 다른 문제들을 자유롭게 만들어도 좋다. 이 시험의 목표는 모두가 이 교육과정의 내용을 이해했음을 확인하는 것이다. 당신은 점심시간에 이 시험을 채점해야 할 것이다. 채점할 때 교육생이 쓴 답 옆에 그 사람이 그 주의 개념들을 어떻게 이해했는지 메모해야 한다.

교육생들은 자기의 답을 공책에 적어야 한다 ; 이때 사람들이 자신에게 준 선물을 받게 된다.

첨부된 CD에 마지막 날의 피드백 종이가 있다.

역할극 활동

이것이 교육생들이 이 활동을 하는 마지막 시간이다. 그러므로 2일차에 한 원래의 활동으로 돌아가 보도록 한다.

이 활동의 목표는 교육생들이 오늘과 비교하여 1일차에 서로를 어떻게 지원했었는지 그 차이를 강조하는 것이다.

큰 차이점은 교육생들이 역할극을 나머지 그룹 앞에서 발표하고 집단으로부터 전반적인 피드백을 받을 것이라는 점이다.

활동 (1시간)

2인 1조로 짧은 역할극 활동을 할 것이다. 당신이 인생에서 어떤 도전에 직면했던 때에 초점을 두고, 존중하며 품위 있는 상호작용을 시도해 보라. 한 사람이 동료지원활동 전문가 역할을 한다. 모두가 돌아가며 각 역할을 해볼 것이다. 관찰자는 쭉 중립을 유지해야 한다. 이것이 누군가가 처음으로 다른 사람을 지원하는 위치에 놓인 순간일 수도 있다는 사실을 기억하라. 이러한 이유에서 우리의 전반적인 목표는 교육생의 장점을 강조하는 것이다. 이는 중요한 발판이다. 동료지원활동 전문가로서 당신은 사람들의 강점과 재능을 활동 실습 전반에 걸쳐 널리 인정함으로써 그들의 자존감을 세우는 기술을 활용할 것이다. 당신 또한 본인의 강점을 정기적이고 광범위하게 되새기며 연습하는 것도 중요하다.

Scene 1

당신은 6개월 이상 지원 서비스를 받고 있다. 수요일 아침이고, 예정대로 담당자가 집으로 방문할 것이다. 당신이 힘든 상황에 직면했고 지원 서비스를 이용했을 만한 때를 생각해 보라. 예를 들어 실직했거나 이별했을 수 있다. 담당자에게 무슨 일이 있었는지 설명하여라.

역할극 활동 후 채점된 공책을 전부 나누어준다. 오후의 남은 시간을 사용하여 교육생들이 교육과정에서 배운 것을 어떻게 업무 현장에 적용할지에 대해 논의한다.

마지막으로 모두 둥글게 둘러서도록 하고 사람들이 노력한 것에 대해 기쁨을 표시한다. 이번 주에 대해 마지막으로 말하고 싶은 것이 있는지, 털어내고 가고 싶은 것이 있는지 물어보고, 그룹 포옹 같은 것으로 마무리한다.

[역자 후기]

이 책을 어떻게 활용할 것인가?

I. 역자 후기를 작성하는 배경

입원치료가 필요할 정도의 정신질환을 앓거나, 입원치료 중이거나, 정신병원에서 퇴원한 정신질환 당사자 또는 정신장애인은 다시 종전의, 수정된, 또는 새로운 자신만의 일상생활 및 사회생활의 길을 걸어가기를 원한다. 이것을 정신질환으로부터의 회복의 여정이라고 부르고자 한다. 회복의 여정은 짧을 수도 멀 수도 있는 길이다. 이 길을 걸어가기 위한 가장 큰 동력은 당사자 내면의 힘이다. 이런 내면의 힘을 일깨우거나 격려하는 것이 바로 옹호(Advocacy)이다. 옹호에는 옹호 전문가의 도움도 필요하지만 가장 큰 역할을 하는 것이 비슷한 경험을 하고 회복의 길을 걸어가는 동료들의 지원이다. 이 책은 이러한 질 높은 동료지원을 제공하기 위해 동료지원가 양성을 위한 교육프로그램이며, 우리나라에서 동료지원 교육프로그램을 개발하는 데 귀중한 참고자료가 되기 위해 번역하였다. 이 책을 어떻게 활용할 수 있는지를 알기 위해서는, 먼저 동료지원이란 무엇이며 어떻게 교육하는 것이 양질의 동료지원 서비스 제공을 담보할 수 있는지에 대한 나름의 관점이 있어야 한다. 여기에 정해진 길이란 없다. 이 책을 잘 활용하기 위해서는 먼저 이 문제에 대한 나름의 관점이 있어야 할 것이다. 이를 위해 먼저 역자가 어떤 논문에서 밝힌 견해를 잠시 인용해 본다.[1]

"우리는 흔히 원리와 원칙의 문제와 구체적인 규범 또는 정책은 별개의 문제라고 인식하는 경향이 적지 않다. 자기결정권의 존중, 잔존능력의 활용, 최소개입의 원칙, 자유를 가장 적게 제약하는 개입 등이 우리나라 성년후견제도의 지도이념이라고 말하지만, 실제의 성년후견 관련 법규정은 거의 대부분 위 원칙과 모순되거나 상충된다. 옹호라는 명칭을 가진 장애인복지법 제59조 9의 장애인권익옹호기관이 하는 일은 옹호가 아니라 보호 기능이다. 옹호를 끊임 없이 교육받는 사회복지 현장 역시 보호에 익숙하지 옹호는 무관심하다. 이것이 시사하는 것이 무엇일까? 원리나 원칙을 숱하게 말하지만, 세부 법률규정 또는 세부 정책을 결정하는 데에 원칙

1. 제철웅, 「절차보조사업을 통한 정신장애인 당사자 옹호서비스의 필요성과 내용」, 『법학논총』 35집 2호(2018. 9), 26면 이하. 원문에 있는 각주는 생략하였다.

이나 원리는 관철되지 않는다는 것이다. 특정 제도에 관한 세부 법률규정이나 세부 정책에 관철되어 있는 원리나 원칙이어야 그 제도의 원칙 또는 원리라고 지칭할 수 있을 것이다. 양자가 분리되어 있다면 법률의 적용을 받는 수범자, 정책의 집행자는 특정 제도의 원칙 내지 원리와 무관한 다른 제도에 직면하는 셈이다. 그 결과 개인들은 나침판을 잃은 항해사처럼 표류하게 된다. 이런 이유 때문에 사람들은 지엽말단적인 것에 집착하거나 자신의 안위에 편한 구체적 규정 또는 어떤 규정 내지 지침을 빌미로 원리 내지 원칙이 적용되어야 할 사안을 무시할 수 있을 것이다. 이 글은 이런 문제의식 하에 오로지 원칙 또는 원리로부터 구체적인 정책이 도출될 수 있음을 보여주고자 하였다. 우리가 원칙 또는 원리에 공감한다면 거기에서 파생되는 구체적인 정책 내지 법규정은 모습은 달리 하더라도 동일한 원리, 원칙의 적용을 받을 것이다. 정신질환 당사자의 자기결정권과 가족생활 유지의 권리를 존중한다면, 구체적인 모습이 다르더라도 서구 각국의 정책과 우리의 정책의 기본 정신이 다르지 않을 것이다. 그 원칙을 존중하는 정책을 수립한다면 우리나라 역시 비자의입원의 비율과 기간이 현저히 낮아질 것이다. 유사한 원칙 또는 원리를 구체화한다면 각국이 서로 다른 모습의 제도나 실무를 가지더라도 결과는 매우 유사할 것이다."

위 언급은 동료지원가 양성프로그램에 대해서도 동일하게 적용될 수 있다. 정신건강증진 및 정신질환자 복지지원에 관한 법률(이하 정신건강복지법) 제2조의 기본 이념 제5항[2], 제7항[3], 제8항[4], 제9항[5]은 정신질환 당사자의 치료과정에서의 자기결정권을 존중하고, 자기결정권을 충실히 행사할 수 있도록 지원하며, 이를 통해 지역사회에서의 치료를 우선하도록 하며 비자의입원은 최소화해야 한다는 원칙을 구체화한 규정이라고 이해할 수 있다. 이 규정들로부터 우리는 자기결정권 행사를 지원하기 위한 최선의 방법은 "옹호"이기에 전문가와 동료에 의한 옹호서비스 행사가 특히 비자의입원을 하거나 폐쇄병동에 입원한 정신질환자에게 필수적이라는 결론을 도출할 수 있을 것이다. 동료에 의한 옹호를 어떻게 형성할 것인가도 바로 이 원칙을 구체화하는 것이어야 한다. 여기에는 다양한 모습이 있을 수 있다. 아래에서는 역자가 생각하는 동료지원의 내용과 양질의 동료지원 서비스를 제공하기 위한 동료지원가 양성

---

2. 정신질환자에 대해서는 입원 또는 입소(이하 "입원등"이라 한다)가 최소화되도록 지역사회 중심의 치료가 우선적으로 고려되어야 하며, 정신건강증진시설에 자신의 의지에 따른 입원 또는 입소(이하 "자의입원등"이라 한다)가 권장되어야 한다.

3. 정신질환자는 원칙적으로 자신의 신체와 재산에 관한 사항에 대하여 스스로 판단하고 결정할 권리를 가진다. 특히 주거지, 의료행위에 대한 동의나 거부, 타인과의 교류, 복지서비스의 이용 여부와 복지서비스 종류의 선택 등을 스스로 결정할 수 있도록 자기결정권을 존중받는다.

4. 정신질환자는 자신에게 법률적 · 사실적 영향을 미치는 사안에 대하여 스스로 이해하여 자신의 자유로운 의사를 표현할 수 있도록 필요한 도움을 받을 권리를 가진다.

5. 정신질환자는 자신과 관련된 정책의 결정과정에 참여할 권리를 가진다.

프로그램에 대한 견해를 제시해 본다. 이 책을 어떻게 활용할 것인지는 이에 대한 나름의 관점 내지 견해가 있으면 쉽게 짐작할 수 있을 것이다. 아래에서는 먼저 동료지원이 무엇이고, 동료지원가를 양성하기 위해 어떤 교육이 필요한지를 설명한다. 그후 이 책의 가치 또는 활용방법에 관한 역자의 생각을 간단히 서술하기로 한다.

Ⅱ. 동료지원가 양성을 위한 교육프로그램안[6]

1. 동료지원의 목표와 원칙

(1) 동료지원이란?

■ 동료지원은 같은 경험을 한 동료가 그의 선 경험(lived experience)이라는 특성(specialty)을 살려 유사한 경험을 하고 있는 동료와의 공감(empathy-감정의 이입), 무비판적 경청(unjudgemen-

6. 이 교육프로그램안은 여기서 번역한 책만이 아니라 Washington Institute for Mental Health Research & Training, Washington State Certified Peer Counselor Training Manual, 2009 ; PSAAC, Peer Support Accreditation and Certification, National Certification Handbook, 2016 ; Laurie Ahern & Daniel Fisher, M.D., Ph.D., PACE (Personal Assistance in Community Existence)를 참조한 것이다.

tal listening), 반성적 경청(reflective listening) 등의 기술을 통해 그 동료로 하여금 자기결정권에 근거하여 자신만의 회복의 여정을 헤쳐나갈 수 있게 지원하는 것을 의미한다.

■ 동료지원은 다른 영역에서도 활용될 수 있으나, 특히 정신건강정책의 맥락에서 주로 활용된다. 조현증, 조울증, 기타 정신증과 신경증의 경험, 중독 등의 경험은 사회적 스티그마가 심하기 때문에 대부분 조기진단, 조기치료를 회피하기 쉽고, 중증 상태에서 폐쇄병동 등에서 비자의적인 치료를 받는 비율도 높기 때문에 치료과정에서의 무력감, 두려움 등도 상대적으로 높다. 그런 경험을 겪은 당사자로서 회복과정에 있는 사람들이 가진 경험은 어느 누구도 갖지 못한 특수성이 있고, 그 특수성이 그들만의 전문성으로 발전할 수 있다.

■ 동료지원은 유사한 경험을 하는 사람에게 스티그마를 느끼지 않도록 할 수 있으며, 자기 주도성을 갖고 회복의 여정에 나설 수 있는 동력을 제공할 수 있다. 동료지원 서비스로 치료환경이 보다 인권친화적으로 발전하면 정신질환, 중독의 조기개입과 조기치료의 길을 넓힐 수 있기 때문에 사회정책적으로도 매우 귀중한 자원이 될

수 있다.

■ 정신건강증진정책에서의 동료지원은 정신질환, 중독 당사자에 의한 동료지원만이 아니라 이런 당사자를 둔 가족으로서 당사자가 자신의 힘으로 회복의 여정에 나설 수 있게 지원한 경험이 있는 가족이 유사한 경험을 하고 있는 다른 가족에게 동료지원 서비스를 제공할 수도 있다. 정신질환 또는 중독 당사자에게 가족은 증상 심화의 먼 원인이기도 하지만, 동시에 회복의 원군이기도 한 이중적 지위가 있기 때문에, 회복의 원군으로서의 경험을 가진 가족들이 다른 가족들과 유사한 경험을 공유함으로써 그 가족들도 정신질환 및 중독의 당사자의 회복의 여정에 원군의 역할을 할 수 있게 격려할 수 있다.

■ 그러나 당사자의 동료지원과 가족의 동료지원은 동일한 원칙에 따른 것이라 하더라도 경험의 차원이 다른 것이어서 양자는 엄격하게 구분되어야 할 것이다.

(2) 동료지원자의 "선 경험"을 어떻게 확인하는가?

동료지원자가 되려는 사람은 정신질환 또는 중독의 경험이 있는 사람이어야 한다. 그 경험은 비밀엄수의 조건 하에 개별적으로 판단할 수 있다.

- 정신질환 또는 중독으로 일상생활의 수행이 심각하게 훼손된 경험이 있는 사람으로 이제 회복의 여정을 가고 있는 사람이어야 한다.
- 자신의 개인적 경험과 회복에의 여정을 이야기할 수 있는 사람으로서, 자신과 타인에 대해 나름의 희망의 감정을 확립할 수 있는 적극성이 있어야 한다. 또한 타인의 삶의 경험에 대한 존중의 의식을 갖고 있어야 한다.

(3) 동료지원과 권익옹호의 관계

▪ 동료지원은 유사한 경험을 하고 있는 당사자에게 선 경험자로서의 공감과 경청을 통해 자기결정권에 기반하여 스스로가 자신만의 회복의 여정을 나설 수 있게 하는 것을 목표로 삼는다. 그 과정을 통해 지원활동을 하는 동료 역시 보다 성숙한 자세로 자신의 회

복의 여정을 헤쳐나갈 동력을 얻을 수 있는 것도 부수적인 목표로 삼는다. 동료지원은 그 점에서 자기옹호를 목표로 하는 것이며, 유사한 경험을 겪고 있는 당사자의 권리를 대변하는 역할을 하는 것은 아니다.

■ 정신질환 당사자 및 정신장애인를 위한 비당사자인 전문가의 권익옹호 서비스도 필요하지만, 이는 동료지원과 그 역할이 다를 수 있다. 첫째, 당사자가 선호도, 희망, 의사[7]를 잘 파악하여 당사자의 선호도, 희망, 의사가 실현될 수 있도록 지원하는 활동을 한다. 당사자가 장기간 병원 또는 요양시설에 입원 또는 입소하여 사회생활로부터의 단절되어 있었거나 의사표현이 쉽지 않은 경우, 즉 의사를 명확히 알기 어렵거나 그 의사가 유효한 의사인지가 불명료한 경우 등에는 당사자의 선호도, 희망을 본인의 선호도와 희망의 핵심을 제대로 해석하여 본인이 원하는 것을 밝혀내는 것, 그것에 기

7. 선호도는 여러 선택지 가운데 더 마음이 끌리는 것이 있을 때 이를 선호도라고 표현하기로 한다. 희망은 여러 선택지 중 당사자가 바라는 것을 의미하기로 한다. 그 바램은 현재의 바램과 미래의 바램이 있을 수 있다(가령 충치 치료를 해야 할 환자가 병원에 가기는 싫어하지만 충치로 인한 고통은 원하지 않는 경우, 가지고 있는 돈을 낭비적으로 쓰고 싶지만, 돈이 없어진 후 가난하게 지내기는 싫어하는 경우). 의사는 그 희망이 확고하여 본인의 최종적 결심에 이르렀을 때를 의미하기로 한다.

초한 지원을 하는 것 등도 권익옹호의 내용이 된다. 이 점에서 동료지원과는 목표에서 차이가 있을 수 있다.

둘째, 동료지원은 당사자가 자기결정권에 기반하여 스스로 결정하고 자기 결정에 책임을 지는 것을 두려워하지 않도록 지원하는 것이 목표이지만, 권익옹호는 당사자의 선호도, 희망, 의사의 형성에 필요한 정보를 수집하여 알기 쉽게 설명하고, 당사자의 결정에 수반하는 긍정적 측면과 부정적 측면을 이해할 수 있도록 필요한 정보를 수집하여 설명하는 것을 주요 활동 목표로 삼는다.

셋째, 권익옹호는 의사소통이 매우 어려워 자기결정권을 행사할 수 없는 사람에 대해서도 권한 있는 사람의 동의에 기반하여 필요한 서비스를 제공할 수 있다. 이때에는 당사자의 권리에 기반하거나 관찰에 기반하여 본인의 선호도와 희망을 파악하여 거기에 법적인 효력이 실현될 수 있도록 지원하는 활동을 포함한다.

■ 이상의 설명을 참조하면, 권익옹호를 제공하는 비당사자와 동료지원자는 동일한 당사자에 대해서도 각기 다른 내용의 서비스를 제공한다는 점에서 역할에 차이가 있으며, 위계에 차이가 있는 것은 아니라 할 수 있다.

(4) 동료지원의 목표와 원칙

■ 동료지원은 유사한 경험을 하고 있는 당사자에게 선 경험자로서의 공감과 경청을 통해 자기결정권에 기반하여 스스로가 자신만의 회복의 여정을 나설 수 있게 하는 것을 목표로 삼는다. 그 과정을 통해 지원활동을 하는 동료 역시 보다 성숙한 자세로 자신의 회복의 여정을 헤쳐나갈 동력을 얻을 수 있는 것도 부수적인 목표로 삼는다.

■ 동료지원은 다음 몇 가지 원칙 하에 진행되어야 한다.

– 회복을 위한 개인별 접근을 존중한다.

– 회복으로 가는 여정은 개인별로 각각 다를 수 있다는 점을 인정한다. 중요한 것은 과정이며, 결과가 아니다. 관점의 다양성을 존중해야 한다. 질병, 가족, 사회를 대하는 다양한 관점이 있고, 그것이 자해나 타해의 현저한 위험이 되지 않는 한 그런 관점을 자신의 관점으로 재단해서는 안 된다.

– 자기결정권 행사를 촉진하고, 당사자가 회복과 복리를 위해 적극적 역할을 하도록 임파워먼트를 제공한다. 당사자의 의사결정을 대신하지 않는다. 당사자의 선호도, 희망, 의사를 비판하지 않고, 그를 설득하지 않는다. 동료지원자

가 납득하기 어려운 희망을 당사자가 표시하더라도 이를 비판하지 않고, 반성적으로 성찰할 수 있도록 지원하는 역할에 그친다.

- 당사자의 가치, 목표, 신념은 동료지원자와 다를 수 있다는 점을 이해한다. 당사자와 공감하되 자신과 일체화시키지 않는다. 자신의 독립성과 자신의 관점을 유지하면서 공감하는 것이 중요하다. “당신의 입장에서라면 ○○○○이라고 생각할 수 있겠네요. 그런데 나는 이러저러하기 때문에 당신처럼 하지는 않아요. 그러나 당신처럼 생각하는 것이 잘못된 것은 아니에요.”
- 당사자와 평등하고, 개방적이며, 신뢰성 있는 협력 관계를 구축하도록 한다.
- 당사자의 사정을 공감하며 이해하고 있음을 보여줄 수 있게 자신의 경험을 얘기하고, 이를 통해 당사자가 회복에의 희망을 발견할 수 있도록 한다.
- 개인적 경험을 통해 얻은 지식이 당사자의 복리에 기여할 수 있도록 활용하고, 당사자와의 관계가 당사자 중심이 되도록 한다.
- 상호 합의한 경계와 한계를 준수해야 한다.

– 동료지원 활동에 대해 외부적(법률 또는 각종 규칙 등)으로 주어진 경계와 한계를 준수하도록 한다.
– 자기 돌봄에 충실해야 하며, 당사자의 자기 돌봄만이 아니라 자신의 자기 돌봄과 건강에 대해서도 모니터링을 하도록 한다. 자신의 건강, 안전을 돌보지 않는 것은 언제나 피해야 한다.
– 당사자로 하여금 여러 외부의 자원과 연계하도록 적극적인 역할을 수행하며, 자신도 외부로부터 도움을 청하는 것에 개방적이어야 한다.
– 공동체 내의 파트너, 서비스 제공자, 다른 이해관계인들과 협력적 관계를 유지한다.
– 현재 이용 가능한 자원에 대해 충분한 정보를 확보하도록 한다. 지역사회의 이용 가능한 자원만이 아니라 보수교육을 통해 확보한 지식도 활용하도록 한다.

2. 동료지원의 전문성 제고를 위한 방안

■ 동료지원자와 권익옹호자의 역할이 상이하기 때문에, 동료지원자도 권익옹호자가 될 수는 있지만, 권익옹호자가 동료지원자가

될 수는 없음. 동료지원자는 선 경험을 필수요건으로 하기 때문임.

■ 그런데 동료지원 활동을 보다 많이 확산하고, 동료지원의 질을 높이기 위해서도 동료지원자 중에 역량 있는 사람을 동료지원 활동 멘토, 동료지원 지도자로 승격하여 동료지원 활동 멘토가 동료지원 활동을 시작한 사람, 연수 중에 있는 사람을 개별적으로 supervision을 하는 역할을 맡을 수 있음. 동료지원 지도자는 동료지원 교육프로그램 개발, 교육 등을 주도할 수 있도록 하는 것이 바람직함. 그 관계는 다음 그림표와 같다.

동료지원자	• 유사한 경험을 하고 있는 당사자가 자기결정권에 기초하여 자신만의 회복의 여정을 헤쳐나갈 수 있게 지원하는 역할
동료지원 멘토	• 동료지원자 활동 역량이 뛰어난 사람으로 하여금 다른 동료지원자 또는 동료지원 활동 신청자에 대한 슈퍼비전을 제공하는 역할
동료지원 지도자	• 동료지원자 활동 역량이 매우 뛰어난 사람으로 하여금 동료지원활동가 양성 교육프로그램 개발 및 교육 과정에 주도적으로 참여할 수 있도록 함

3. 동료지원 교육프로그램의 구체화

(1) 동료지원 교육프로그램 개발의 원칙

동료지원 교육프로그램을 개발할 때에는 동료지원이 무엇이며 어떤 목표와 원칙에 따라 제공되어야 하는지를 근거로 해야 한다. 그 원칙을 구체화한 교육프로그램이 개발되어야만, 그 교육과정을 통해 동료지원 활동의 원칙을 숙지할 수 있고, 필요한 역량을 개발하여 동시에 필요한 자질을 발견하고 더 발전시킬 수 있을 것이기 때문이다. 이런 원칙에 입각하여 개발한 교육프로그램은 매우 다양할 수 있을 것이다. 그렇지만 각 교육프로그램들은 모두 일정한 원칙에 입각하여 개발되어야 제대로 된 교육프로그램이 될 수 있고, 그 과정을 거친 사람들의 역량이 개발될 수 있을 것이다. 그래야만 동료지원 서비스의 질이 제고될 수 있을 것이다. 교육프로그램 개발에서 중요한 것은 동료지원의 내용과 목표, 원칙으로부터 동료지원자가 갖추어야 할 자질이 도출되어야 한다는 것이다. 이런 자질은 타고날 수도 있지만, 지식의 습득과 자질 향상에 필요한 기술의 습득과 훈련을 통해 개발될 수도 있다. 그 관계는 다음과 같다.

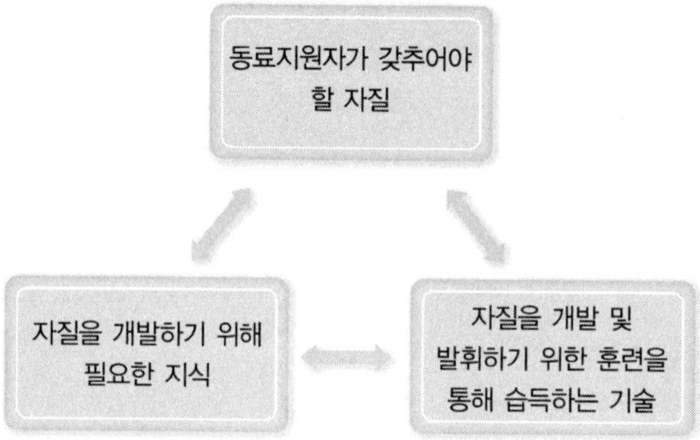

동료지원 활동에서 중요한 것은 동료지원자로서의 자질이지만, 이것은 지식과 기술(skill) 훈련을 통해 개발되거나 발전될 수 있다.

(2) 동료지원자에게 요구되는 자질

동료지원 서비스의 목표와 원칙을 수행할 수 있는 최적의 동료지원자에게는 다음과 같은 자질이 요구되어야 한다. 이런 자질은 이상적인 어떤 모습이며, 현실의 동료지원자가 이런 자질이 있어야 비로소 동료지원자가 될 수 있다는 것은 아니다. 이런 자질은 노력해 가야 할 하나의 방향성을 제시한 것이다.

■ **대인관계**

인간의 존엄성을 존중하고 당사자를 존중하는 자세를 유지하면서 당사자를 대해야 한다. 대화의 상대방이 편하게 느낄 수 있도록 노력해야 하며, 당사자에게 진심에서 우러나오는 관심을 보여야 한다. 힘들고 긴장된 상황에서도 당사자에 대한 존중의 마음과 관심을 표시하도록 노력해야 한다.

■ **품성**

당사자가 느끼는 감정에 대해 민감성을 가져야 하고, 당사자에 대해 무비판적인 공감(non-judgemental empathy)을 나타낼 수 있어야 하며, 당사자와 평등한 입장에서 진실되게 서로의 견해를 교환할 수 있어야 한다. 당사자가 동료로서 만나고 있다는 점을 확신할 수 있도록 하기 위해 자신의 질환 경험에 대해 스스로 공개할 수 있어야 한다.

■ **의사소통 기술**

공감의 자세로 비판 없이 당사자의 얘기를 경청해야 하며, 무조건적으로 당사자를 존중하는 자세를 가져야 한다. 당사자의 이해를 높일 수 있는 방식으로 의사소통 기술을 활용해야 하고, 당사자와 상황에 적합하게 목소리, 억양 등으로 자신의 목소리를 조절할 수 있어야 한다. "회복적 언어"를 사용해야 하며, 당사자의 장점을 강조해야 한다.

■ **반영적 사고방식**

당사자가 처한 상황을 보다 잘 이해할 수 있도록 적극적인 자세로 경청해야 하며, 어떤 문제에 대해 접근하는 방식이 다양할 수 있다는 점을 언제나 인식해야 한다. 당사자의 행동이나 조치로 인해 야기될 수 있는 여러 가능성과 결과를 고려해야 하며, 질문을 받을 경우 다양한 가능성과 결과를 당사자 스스로가 알 수 있게끔 지원해야 한다. 자신의 역할의 범위와 한계에 대해 적절하게 판단하고 있음을 보여줄 수 있어야 한다.

■ **낙관적 자세**

당사자가 자신만의 회복의 여정을 헤쳐나가 마침내 성공할 수 있다는 점에 대해 신뢰하고 희망을 표시할 수 있어야 한다. 그러나 실현 가능한 낙관적 자세를 갖도록 노력해야 하며, 힘든 상황에서도 긍정적인 선택이 있을 수 있다는 믿음을 갖고 있어야 한다.

▪ 자기관리와 회복탄력성

자기 돌봄의 중요성, 스트레스 관리의 중요성을 인식해야 한다. 당사자를 도우면서도 자신의 건강을 유지할 수 있는 최선의 작업환경을 설정하도록 노력해야 한다. 도전적인 상황에서 스트레스를 발산하고, 평정심을 유지할 수 있도록 노력해야 한다.

▪ 유연성과 적응성

새로운 생각에 개방적이어야 하고, 모호한 상황이라도 그것을 편안하게 대할 수 있어야 한다. 주어진 상황에 맞게끔 계획과 행동 자세를 변경할 수 있어야 한다. 개방적인 자세를 갖추어야 하고, 필요하면 타협을 주저하지 않아야 한다.

▪ 자의식과 자신감

자신에 대한 신뢰성을 갖되 타인의 생각이나 의견에 개방적인 자세로 상호교류해야 한다. 개인의 생각과 자세가 그 개인의 행동과 태도에 영향을 미칠 수 있다는 점을 이해하고 자기 성찰을 할 수 있어야 한다.

■ **자기주도성과 헌신**

믿음을 주어야 하며, 어떤 과제를 힘들더라도 마무리할 수 있어야 한다. 적절한 판단을 위해서는 타인으로부터의 도움과 시사점을 받아야 한다는 점을 알면서도 독립하여 일할 때에는 믿을 수 있게끔 일처리를 해야 한다.

■ **팀워크**

지식, 아이디어, 재원을 팀 구성원과 협력적으로 나눌 수 있어야 한다. 다른 팀구성원의 역할과 책임을 존중하면서, 동시에 자신의 역할과 책임을 충실히 이행하도록 노력해야 한다.

■ **보수교육과 자기계발**

삶이든 일이든 언제나 호기심을 갖고 대해야 하며, 개인적 성장이 도움이 되는 영역을 분명하게 하여, 자기계발을 할 기회를 잘 활용해야 한다. 보수교육과 자기계발, 기술개발의 가치를 인식하고, 동료지원활동가 사회에 깊이 뿌리내릴 수 있어야 한다.

이상의 자질은, 동료지원활동가가 유사한 경험을 하고 있는 당사자를 보호하거나 지도하는 사람이 아니라 그 당사자가 자신만의 회복의 여정을 헤쳐나가도록 지원하는 역할을 하는 사람이라는 점에 가장 잘 부합하는 내용들이다. 각자만의 회복의 여정은 미지의 세계이며 각자가 자신의 책임 하에 헤쳐나가야 할 길이기 때문에 상호 존중의 자세가 필요한 것이다. 그러나 그 여정이 힘든 과정이기 때문에 격려와 응원, 자기결정권 행사의 역량을 키울 수 있게 동료지원활동가가 내부의 힘을 자극해 주는 역할을 하는 것이다. 이 일을 팀 단위로 수행하면서, 동시에 더 나은 전문가로 성장하기 위해 개방적인 자세로 자기계발을 게을리하지 않는 것이 필요하다.

(3) 동료지원 활동을 위해 습득해야 할 지식

지식은 위에서 언급한 동료지원자의 자질을 발견하고 개발할 수 있는 내용이어야 한다. 동료지원자가 되기를 희망하는 사람은 먼저 동료지원의 기본 개념을 이해해야 하고, 동료지원의 역사적·사회적 맥락을 이해해야 하며, 효과적인 동료지원 관계를 증진시킬 수 있는 개념과 방법들을 알아야 한다.

가) 동료지원의 기본 개념

여기서 반드시 다루어야 할 내용은 다음과 같다.[8]

- 회복 패러다임과 그것을 어떻게 적용할지를 이해하는 것
- 자기결정권의 핵심 내용과 그것의 적용을 이해하는 것
- 의료 및 요양에서의 정보 제공 후의 동의의 개념과 적용을 이해하는 것, 특히 정신건강복지법의 입원치료, 비자의입원, 동의입원, 자의입원의 상호관계에 대한 이해
- 동료의 선 경험에 의한 지원이 회복에 미치는 긍정적 효과에 대한 이해
- 동료지원의 직업윤리에 대한 이해

나) 동료지원의 역사적 · 사회적 맥락

여기서 반드시 다루어야 할 내용은 다음과 같다.[9]

- 동료지원이 등장하게 된 배경에 대한 이해
- 정신질환 및 중독에 관한 편견, 차별, 스티그마에 대한 이해와 그것을 완화하는 방법에 대한 이해

---

8. 이 부분은 자기결정권의 의미와 중요성에 대한 것이다.

9. 이 부분의 교육자료로는 Laurie Ahern/Daniel Fisher 저, 제철웅 번역, PACE : 지역사회에서 생활하기 위한 개인적 지원이 좋은 참고자료가 될 수 있다.

– 건강, 정신건강, 복리에 미치는 사회적 요인에 대한 이해
– 동료지원이 제공될 수 있는 여러 영역과 팀으로서 동료지원을 제공할 때의 장점

다) 효과적인 동료지원 관계를 증진시킬 수 있는 개념과 방법

여기서 반드시 다루어야 할 내용은 다음과 같다.

– 대인관계에서의 의사소통 원칙 및 공감적 의사소통을 촉진시킬 수 있는 방법의 이해
– 지지적이고 회복 지향적인 동료지원 관계를 맺을 수 있는 방법의 이해
회복의 과정 및 회복과정에서 동료지원의 역할에 대한 이해
– 동료지원의 범위와 한계, 그것을 어떻게 당사자에게 전달하고 소통할 것인지에 대한 이해
– 동료지원 활동에서 접할 수 있는 다양한 위험 상황과 그런 위험 상황에 대한 대처 전략에 대한 이해
– 자기나 당사자의 자기 돌봄 계획의 요소 및 그 중요성에 대한 이해
– 당사자의 선호도, 희망, 의사를 확인해 필요한 경우 옹호하여 자기결정권을 행사할 수 있도록 지원하는 방법에 대한 이해

(4) 기술의 습득

기술의 습득은 실제 배운 것을 실습하는 과정에서 체득될 수 있다. 지식의 습득과 기술의 습득은 동시에 이루어질 수도 있다. 그중 중요한 것이 교육장에서의 실습이다.

지식 교육과 더불어 실습시간을 두고 수강생을 여러 소규모 조별로 구분하여 자질 습득과 향상을 위한 실습을 할 수 있도록 한다.

Ⅲ. 이 책의 활용방안

동료지원가를 양성하기 위한 교육프로그램에서 특히 기술의 훈련은 교육에서의 교육과 실제의 실무현장에서의 교육(가령 인턴 교육)을 통해 달성될 수 있다. 그때의 실습 모형은 여러 형태가 있을 수 있다. 역자가 번역한 이 책이 기술습득을 위한 교육프로그램을 만들고 발전시키는 데 좋은 참고자료가 될 수 있다. 이 책의 교육내용을 모델로 다양한 형태의 교육프로그램들을 만들 수 있을 것이다. 동시에 이 책은 정신적인 문제로 고통을 겪고 있는 가족, 친지, 동료들, 그리고 비공식적인 옹호활동을 하기를 원하는 가족들, 친족들, 직장동료들에게도 귀중한 참고자료가 될 수 있다. 나아가 힘든 성장통을 겪고 있는 자녀를 양육하는 부모님들에게도 많은 시사점을 줄 수 있을 것이다. 이 책을 잘 활용하여 다양한 방법의 "옹호" 서비스 내용과 방식이 개발되면 우리나라 국민들의 정신건강 증진에 큰 도움이 될 것을 믿어 의심치 않는다.

지은이에 대하여

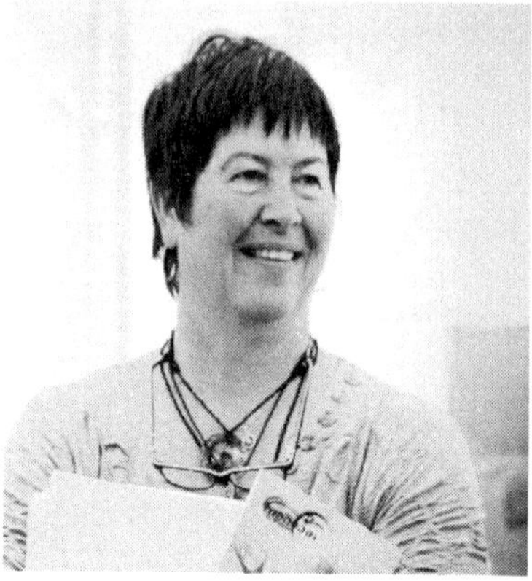

Karen Taylor—Director Working to Recovery

영국 NHS에서 정신건강간호사로 16년 동안 근무하면서 고령자, 성인 고객에게 서비스를 제공하였다. 그 기간 동안 창의적인 지역사회 돌봄 서비스를 설계하고, 실행·관리한 경험이 있다. NHS를 떠난 후에는 남편인 Ron Coleman과 함께 환청을 듣는 방법에 관한 교육을 이끌어 왔다. 영국만이 아니라 이탈리아, 호주, 뉴질랜드, 프랑스, 홍콩, 미국, 캐나다 등에서 교육을 해왔다. NHS를 떠난 뒤 20년 동안 환청을 듣는 사람들과 같이 생활하며 회복 프로젝트를 이끌어 왔다. 정신질환에서의 회복은 누구에게나 가능하고, 정신질환의 경험을 이해하고 앞으로 전진할 수 있다는 믿음을 실천해 왔다. 그녀는 가족들과 같이 일하고 있으며, 실질적 치유가 있는 경험을 해왔다. 현재 스코틀랜드에서 'Working to Recovery' 단체를 결성해서 Ron Coleman과 함께 이사로 일하면서 여러 나라에서 당사자, 정신건강 전문가, 가족들에게 회복 관련 교육을 하고 있다.

Ron Coleman

'Working to Recovery' 단체의 이사로 창의적인 방법으로 정신건강 교육, 상담, 출판을 하고 있다. 그는 환청을 듣는 사람을 대상으로 환청 경험의 부정적 측면을 극복할 수 있는 방법을 교육해 오고 있다. 13년 동안 정신병원에 입원과 퇴원을 거듭한 경험을 한 후 영국 환청 질환자 운동 창립자의 한 사람이 되었다. 그의 회복의 길은 정신건강 서비스가 직면하고 있는 여러 이슈들에 대해 새로운 통찰력을 가질 수 있게 도와주었다. 그는 *Politics of the Madhouse*를 집필하였고, *Working with Voices' & 'Working to Recovery*를 공동 집필하였으며, *Recovery an Alien Concept?*의 저자이기도 하다. 미국, 호주, 캐나다, 뉴질랜드, 홍콩, 스칸디나비아 제국, 이탈리아, 프랑스, 독일, 스위스, 기타 여러 나라에서 교육과 훈련을 지도하고, 저술 활동을 하며, 학술대회에서 발표하는 등의 활동을 통해 세계적으로 잘 알려진 인물이다. 최근 그는 경도인지장애와 건강 문제로 조기 은퇴를 하여 저술 활동은 중단하였다.

William Ellis

정신보건 영역에서 여러 역할을 해왔다. 자신이 경험한 정신질환의 경험을 토대로 이 저술에 같이 참여하였다.

옮긴이에 대하여

제철웅

한양대 법학전문대학원 교수로 재직 중이며, 2013년 설립된 한국성년후견학회 초대 회장으로 활동했다. 2013년 7월 1일 새로운 성년후견제도 시행과 더불어 발달장애인을 위한 공공후견사업 중앙지원단 단장의 임무를 수행하면서 공공후견인이 의사결정 지원자로 활동할 수 있게 노력하였다. 2017년 정신장애인을 위한 공공후견사업지원사업, 2018년 치매공공후견지원사업 시행을 위한 매뉴얼 작성 사업에 각각 참여하였다. 또한 2018년 정신질환 당사자 및 정신장애인의 입원, 퇴원 절차를 지원하는 절차보조사업을 도입하기 위한 매뉴얼 작성 작업에도 참여하였다. 2016년 9월부터 아동, 장애인, 고령자의 의사결정 지원을 위해 한국 후견-신탁연구센터를 설립하여 운영하고 있다.

정신질환 당사자의 회복 지원을 위한
동료지원가 양성 학습매뉴얼

초판 1쇄 인쇄 2018년 12월 17일
초판 1쇄 발행 2018년 12월 21일

지은이 Ron Coleman, William Ellis & Karen Taylor
옮긴이 제철웅
펴낸이 박기남
펴낸곳 **율곡출판사**
08590 서울시 금천구 가산디지털1로 84(에이스하이엔드 8차), 803호
전화 (代) 02) 718-9872
팩스 02) 718-9874
home-page www.yulgokbooks.co.kr
e-mail yulgokbook@naver.com
등록 1989.11.10. 제2014-000031호
ISBN 979-11-87897-52-1 93330

값 18,000원